中医主任医师、营养饮食指导专家　赵庆新主编

chang wei bing zai jia zhi

肠胃病 在家治

掀开肠胃革命新篇章！肠胃舒爽，一身轻松！

曹丽娟◎编著

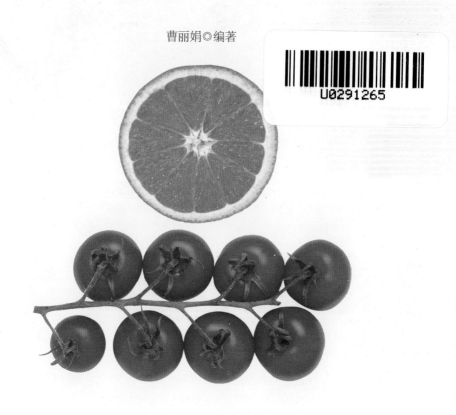

U0291265

河北出版传媒集团
河北科学技术出版社

图书在版编目（CIP）数据

肠胃病在家治 / 曹丽娟编著. -- 石家庄：河北科
学技术出版社, 2013.4
　　（生活轻图典 / 赵庆新主编）
　　ISBN 978-7-5375-5679-8

Ⅰ. ①肠… Ⅱ. ①曹… Ⅲ. ①胃肠病—防治 Ⅳ.
①R57

中国版本图书馆CIP数据核字（2013）第001331号

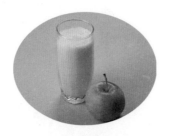

肠胃病在家治

曹丽娟 编著

出版发行	河北出版传媒集团 河北科学技术出版社	
地　　址	石家庄市友谊北大街330号（邮编：050061）	
印　　刷	北京旭丰源印刷技术有限公司	
开　　本	889×1194　1/16	
印　　张	13	
字　　数	190千字	
版　　次	2013年5月第1版	
	2016年1月第2次印刷	
定　　价	39.80元	

出 品 人　　含章行文
图片支持　　含章行文 shutterstock

天然食物润肠道　健康排毒身体好

对于大多数人来说，肠道只是消化系统的一个器官而已，人们对于肠道的关注往往只是在便秘或者腹泻的情况下才会想到。事实上，肠道的作用除消化与吸收之外，对于身体的整体健康，还有着更为重要的作用。

食物进入人体内部后，经酶消化后进入小肠。人体所需的主要营养素会由小肠吸收，而剩下的残余物才会被送至大肠。由此可见，人体对营养的吸收好坏，取决于是否拥有一副健康的肠道。只有肠道健康，才能将食物营养充分吸收，否则吃下去再丰富的食物也没有作用。

那么，应该怎样来通过饮食让肠道变得更健康呢？按照传统的习惯，胃肠道不适的患者往往会采用"忌口"或饮食禁忌的方式来"保护"胃肠道，很容易忽视饮食结构和均衡营养对胃肠道健康的重要性。要想调理处健康的肠道，就需要患者从饮食结构、病情发展来了解身体所需要的饮食，做到正确有效的饮食调养。因此，选择适合自己病情的食物，并将三餐定时定量，就显得尤为重要了。

本书所倡导的，正是在改善日常饮食的基础上，寻求一种适合并且能够有益身体健康的生活方式。如果能够控制肉食，饮食以谷物、蔬菜为主，按时饮用优质水，养成定时排便的习惯，并在此基础上逐渐改变久坐、多吃零食以及熬夜等不良饮食生活习惯，就能

前言

改变肠道的不良状况，提高免疫力和抵抗力，拥有健康的身体。

本书介绍了肠道恶化的两大根源：饮食习惯和生活习惯；并且分别从这两方面入手，介绍如何通过食疗和运动来改善身体的整体情况；收入了最常见的一些肠道疾病问题，并提供了这些疾病的食疗方案，让读者从饮食上开始改善肠道的状况，从而改变整体的健康状况。精选的食疗菜谱不仅提供了详细的制作方法以利于读者操作。还附上了饮食调理及治疗中的注意事项，为健康肠道的调理准备了充足的方法。最后从按摩、体操、运动等几个方面，介绍如何在食疗的基础上，改变生活习惯、培养健康的身体。

正确的饮食搭配，再加上良好的生活习惯，是塑造健康肠道的有效手段。希望本书能帮助您建立健康的生活方式。

Contents

第 **1** 章　**从肠道看你有多健康**

目 录

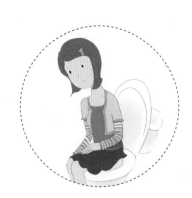

❦❧有益肠食专栏篇❦❧

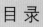

Contents

目 录

有益肠食专栏篇

Contents

目 录

第4章　正确饮食，不同族群吃出肠道健康

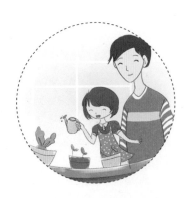

Contents

目 录

第5章　让肠道洁净的运动计划

Contents

目 录

第6章　优质肠道的轻松生活

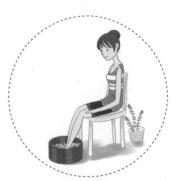

从肠道看你有多健康

第 **1** 章

　　很多人都很重视自己的外表美丽，却往往忽视体内的"美丽"。便秘、拉肚子、肚子不舒服……这些大多数人的烦恼，有时候还会影响到外表的美丽，比如长痘、皮肤容易敏感等等。其实，这些都是肠道出现问题后，身体发出的求救信号。那么这些症状到底是什么原因导致的呢？检查一下你的日常生活，马上就能找到答案。

✚ 越来越多的肠道烦恼

肠道是人体最大的免疫器官，也是人体最大的排毒器官，因而肠道的健康决定着人体的健康。

肠道健康，人体就健康

肠道是指从胃幽门到肛门的消化管。在消化管中，肠道是最长的，也是最重要的。人体的肠道包括小肠、大肠、直肠三大段，其中小肠主要负责对摄入人体的食物进行消化吸收；大肠主要负责浓缩食物残渣，形成粪便；直肠主要负责把粪便通过肛门排出体外。

人体内的病菌大部分都是从嘴里吃进体内的，而病菌又会通过肠道进入人体各部位，所以，肠道的健康最终取决于肠道的活性。如果病菌在肠道内会受到有益菌群的抵抗，那么在短时间内就不会侵入人体其他部位，还会随着大小便被排出体外。

另外，人体的免疫，肝脏、血液、淋巴系统的排毒，都要依赖于肠道提供的营养。所以，肠道也是人体最大的免疫器官，肠道的健康维系着整个人体的健康。

便秘——来自肠道的困扰

便秘主要是指排便次数减少，粪便量少，粪便干结，排便困难。一旦出现每两三天或者更长时间排便一次的情况，并有上述症状，都属于便秘。不过，便秘并不是一种疾病，它主要是由于各种原因造成的排便困难。例如：有的女性盲目减肥，进食量严重不足，或者在日常饮食中缺乏足量的膳食纤维，或者每日的饮水量不足，使得排便困难或者粪便量少，久而久之引起便秘；紧张的工作、强大的精神压力等，也通常会干扰正常的排便；饮食不规律，憋便，偏食，尤其是长期过量食用肉食、甜食，致使各种有毒物质长期滞留于体内，严重污染肠道，并对身体造成极大的危害。另外，像肠腔狭窄、肠梗阻、痔疮、糖尿病以及某些药物等，也都是诱发便秘的重要原因。

让人无可奈何的胃肠胀气

人体摄入的食物在胃肠道中，通过胃肠壁的肌肉蠕动，以及与消化液中的消化酶、胆汁等作用，完成一系列化学反应，实现人体对饮食中的营养物质的消化和吸收。但是，胃肠道负责的消化吸收工作并不能够总是顺利地完成。一旦食物不能被完全消化吸收，就会消化不良，引发胃肠道胀气，并伴有饭后腹部疼痛或者不适，恶心、嗳气、打嗝、肚子胀等症状。如果这些症状反复长期存在，就可能影响到患者的工作和生活。

皮肤：肠道健康的晴雨表

在人体肠道内存在大量细菌，菌群维持着肠道环境的平衡，决定着肠道的活力。如果肠道中的有害菌群强过有益菌群，肠道的平衡状态就会被破坏。不仅会影响身体健康，还会对皮肤产生影响。存在不同肠道问题的患者，普遍皮肤粗糙，脸色枯黄，没有光泽，而且面部皮肤容易长色斑、雀斑，这类人群看起来普遍比实际年龄大，更容易显得衰老。如果不改善肠道，糟糕的皮肤状态是无论怎样使用护肤品也不能治本的。

体臭口臭、疲劳焦虑——都是肠道惹的祸

由于便秘，宿便长期积存于体内，有害菌不断利用宿便产生有毒物质，致使大肠充满恶臭。肠道中的异常发酵产生的臭味气体，通过血液被输送到肺部，通过呼吸从口中排出，并引起口臭；这种异常发酵的臭气，还会通过汗液从皮肤毛孔排除，产生体臭。在毒素的污染和作用之下，人体更容易感到疲劳倦怠、紧张焦虑。

✚ 审视自己的生活

检查自己的生活习惯，看看是否在饮食以及生活习惯上有了问题，以致你的肠道问题不断？

不可避免的肠道衰老

随着人体生理年龄增长，肠道内的有益菌逐渐减少，肠道日渐衰老。肠道一衰老，肠道内的硫化氢、靛基质等有毒物质就会逐渐增多，并被肠道壁吸收进入血液循环，对心脏、大脑、肝脏、肾脏等人体脏器造成危害，并会引发多种疾病。为什么有的人正值青春年华看起来却老态龙钟？这些人普遍有肠胃不适、经常腹胀、习惯性便秘、经常腹泻等症状，追根溯源，这是由于肠道已经提前衰老了的缘故。

不良饮食习惯，导致肠道早衰

肠道早衰与不良饮食习惯有直接关系。大量饮酒，偏食，暴饮暴食，饮食不规律，嗜食肉食，高蛋白、高脂肪、高糖类食物吃太多，都容易破坏肠道内部菌群的平衡和微生态环境。再加上日常饮食中膳食纤维摄入量严重不足，不能有效促进肠道蠕动，粪便不能尽快排出体外，长时间滞留体内，肠道就容易产生大量毒素，毒素又会跟随血液循环进入人体的各个组织，致使肠道提前迅速衰老，并形成恶性循环。

缺乏运动、压力也会导致肠道早衰

经常进行适度的体育锻炼，能加快肠道的蠕动，促进排便，帮助肠道内的菌群保持平衡，防止便秘，延缓肠道衰老。紧张、焦虑、经常生气、愤怒等不良情绪，通常会导致人体胃肠道生理功能紊乱，破坏肠道内的微生态环境平衡。所以，学会放松身心，为自己减压，保持身心愉快，才能有益于肠道健康，保持肠道的活力与年轻。

★ 测一测你的肠道健康吗

- ○ 经常不吃早餐
- ○ 早餐经常吃得匆匆忙忙
- ○ 喜欢吃肉食，很少吃蔬菜水果
- ○ 喜欢喝咖啡和碳酸饮料
- ○ 不喜欢喝牛奶或酸奶
- ○ 经常在外用餐
- ○ 挑食，许多东西不吃
- ○ 爱吃甜食

- ☆ 看起来比实际年龄老
- ☆ 经常失眠，睡眠时间不充足
- ☆ 整天坐着伏案工作，运动量极少
- ☆ 小腹有赘肉
- ☆ 经常感到精神不好
- ☆ 经常熬夜或者加班，心里总感觉有压力
- ☆ 皮肤经常皲裂，起疹子

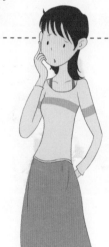

- ◇ 有明显的口臭、体臭
- ◇ 皮肤粗糙，有痤疮烦恼
- ◇ 排便时间不规律，经常憋大便
- ◇ 两三天才排便一次，而且排便困难
- ◇ 经常便秘
- ◇ 排出的粪便很臭
- ◇ 排出小球状的粪便，而且经常感觉粪便没有完全排出去
- ◇ 排出的粪便颜色偏黑

仔细阅读上面的每一项内容，并且对照自己的情况，选择适合自己的选项。

在以上的选择中，如果选择◇的数目最多，表明你经常受便秘的困扰，急需从饮食、运动等各个方面进行调养，改善并防治便秘。例如，在每天的饮食中，需要适量控制高脂肪、高蛋白、甜点食物的摄入量，这些食物尽量少食或者暂时不食，多吃新鲜的、富含膳食纤维的蔬菜、水果、杂粮，多喝鲜榨果蔬汁，促进肠道排便排毒；经常按摩腹部，也能促使排便。

如果选择☆的数量最多，表明你的肠道迫切需要通过运动进行改善。每天至少安排半小时到1小时的时间进行有氧运动，并且需要多进行腹部运动，通过促进肠道运动，帮助肠道排便排毒。

如果选择○的数量最多，表明不良的饮食习惯正在伤害你的健康，所以，你需要及时调整你的膳食结构，同时要养成每日三餐定时定量进餐的习惯，多吃粗粮主食、蔬菜水果，通过饮食促进肠道排毒。

✚ 从排便看肠道是否洁净

人体肠道内有许多褶皱，食物残渣会存留在肠道褶皱中，在细菌作用下干结，并粘在肠壁上。如果不能及时排出体外，就会产生大量毒素。

你的肠道干净吗

你的肠道干净吗？下面有三项用来判断肠道污染程度的标准，根据这三项标准，对比自己的日常生活习惯，大致可窥一二。

第一条标准：你是否有定时排便的习惯？在我们身边，许多人由于工作忙碌，经常都会忽视人体正常的便意。当身体发出需要排便的指令时，排便反射却受到限制，久而久之就会引起便秘，肠道自然就会饱受粪便和各种毒素的污染。

第二条标准：你每天的日常饮食是否过于精细？在你的饮食中，是否缺乏足够的水果、蔬菜和杂粮？如果饮食中的膳食纤维不足，粪便的体积就会变小，粪便与肠道之间的黏度增加，再加上水分被肠道过量吸收，自然会引起便秘，从而污染肠道。

第三条标准：你每天摄入体内的水分是否充足？忙碌的工作和学习，强大的生活压力，缺乏体育运动，使得很多人一天之内也喝不了几次水。每天的饮水量减少，摄入体内的水分不足，水分被肠道吸干，大便会变得干燥，时间一长就会引起便秘。

肠道是否干净，大便形状告诉你

如果每天按时排便，一有便意就能排出，排便顺畅，完全没有便秘症状，并且粪便呈香蕉状，那么恭喜你，这说明你的肠道既洁净又健康。如果排出块状粪便，或者粪便坚硬，说明肠道中的水分少，粪便中的水分不足，再加上肠道运动不良，所以造成排便较为困难，如果长期存在这种情况，就会引起便秘，并致使粪便长时间滞留于肠道中，肠道中的毒素增多，将对肠道造成污染。如果排出的粪便呈泥状，说明肠道内积满了宿便，肠道污染严重，需要及时清理。

肠道是否干净，大便颜色告诉你

通常来说，正常的大便呈黄色，在这种状态下，肠道通常相对比较干净，污染较小。如果大便颜色异常，通常预示着某些肠道疾病。

大便呈漆黑色，可能患有十二指肠溃疡或者胃溃疡等症；大便呈紫色，可能有胃肠道出血症状；大便呈血便，并且有时伴有剧烈腹痛或者呕吐症状，可能患有肠套叠、肠扭转、肠梗塞等疾病；如果黏血便中持续出现油脓，则可能患有大肠癌。因此，大便颜色一旦出现异常，应及早引起重视。

肠道是否干净，大便气味告诉你

据研究，人体粪便气味中的主要成分有吲哚、粪臭素、硫化氢、胺、乙酸、丁酸等。其中，吲哚和粪臭素会使粪便产生一股恶臭味，因为它们是由于食物中的蛋白质被肠内有害细菌分解后形成的物质。也就是说，如果在日常饮食中大量摄入高蛋白、高脂肪食物，粪便就会很臭，而且这些臭气对人体有害。如果粪便出现一种恶臭味，说明肠道内的腐败程度已经很严重了。

疾病的信号——粪便的异常气味

如果粪便出现了一些奇怪的气味，可能意味着你的身体正在罹患某些肠道疾病。例如：当粪便出现刺鼻的酸味时，你的肠道内可能存在异常发酵，比如发酵性消化不良，此时排出的腹泻便通常呈黄色。当粪便散发出一种烧焦味儿时，可能由于你的小肠机能衰退引起了消化不良；当粪便呈焦油状并且带有腥味儿时，你的消化道内可能有出血症状，而且出血量可能较多；如果水样或者泥样的粪便散发出一种类似鱼肉腐臭的气味，可能体内正有大量血液或黏液被分解并被排出肠道之外。

"意识"排便的过程

粪便是经由食物消化以后形成的，健康的排便是良好身体的象征。那么食物在人的身体里面是怎样消化、吸收和排泄的呢？

粪便怎样排出体外

食物在胃和小肠中经消化吸收，剩余的食物残渣进入大肠，大肠通过蠕动等运动形式，继续吸收残渣中的水分和电解质，同时细菌分解、腐败或发酵食物残渣，制造大便。大便先积存在乙状结肠中，再进入直肠，刺激直肠中的感受器，人体产生便意，人的意识再支配是立即去排便还是憋一会儿再去。

小肠功能你了解多少

在人体内，小肠的上端通过幽门和胃部相通，下端通过阑门和大肠相连，全长3～5米，张开后面积大概有半个篮球场那么大，它是人体对食物进行消化吸收的主要场所，巨大的表面积使得营养物质能够被迅速吸收。

小肠主要负责消化食物和吸收营养。通过小肠的食物大概需要4小时，整个过程中，最主要的营养素被吸收。只有在小肠未被吸收的残余物才会被送至大肠。

大肠功能你了解多少

大肠位于人体消化道的下段，也是人体消化系统的重要组成部分。一个成年人的大肠，大约长1.5米。大肠开始于回肠，包括盲肠、升结肠、横结肠、降结肠、乙状结肠、直肠六大部分。从小肠被运送至大肠的残渣会成为黏稠的液状，在经过结肠的过程中，水分和矿物质营养素（钠、钾等）会被逐渐吸收，而未消化的成分则逐渐凝固成粪便。

直肠和排便

在传统意义上，直肠是大肠的一部分。近些年来，医学界逐渐把直肠作为一个单独的概念提了出来。直肠位于大肠的最末段，主要的功能就是贮存粪便、引发便意、排泄粪便。

当粪便进入直肠后，由于肠壁的感受器，直肠会发出冲动，冲动经过神经传到大脑，从而引发便意和排便反射。一般来说，正常人的直肠对粪便的压力刺激有一定的阈值，只要粪便对直肠产生的压力达到了这个阈值就能引起便意。不过，假如在有便意的时候并不排便，而是抑制排便，那么直肠中的粪便就不能及时排空。如果直肠长期接受粪便的压力刺激，就会对这种刺激失去敏感性，也就越难引起便意。另外，如果粪便在直肠内的停留时间过长，水分被肠壁吸收，致使粪便干结，会使排便更为困难，久而久之也就引起了便秘。

肠道细菌大解析

在人体的大肠内充满各种细菌，这些细菌主要来自于食物和大肠的内部繁殖——大肠内的酸碱度和温度极其有利于细菌的繁殖。这些肠道细菌构成了一个极为复杂的生态系统。

这些细菌中通常含有能够促进食物残渣分解的酶，并能通过发酵作用对食物残渣中的糖类物质和脂肪进行分解，并在分解之后产生单糖、醋酸、乳酸、二氧化碳、沼气、氢气等物质，如果这类分解物过多，就会刺激大肠并引发腹泻。

此外，大肠中的细菌还能够利用大肠内的一些物质，合成某些人体必需的维生素，如硫胺素、核黄素、叶酸等B族维生素，以及维生素K。

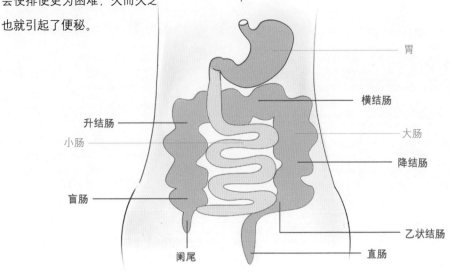

胃

横结肠

升结肠

大肠

小肠

降结肠

盲肠

乙状结肠

阑尾

直肠

✚ 排便异常时的肠道状况

在正常人的肠道内，有益菌和有害菌总是处于平衡状态。一旦肠道菌群的这种平衡状态被打破，肠道就开始出现问题了。

肠道越变越坏的推手——有害菌

肠道中的粪便必须软硬适度才有助于排出。但是，在有害菌占据优势的不健康的肠道中，由于膳食纤维不足，粪便会大量存积在大肠中，不能顺利排出体外；再加上有害菌大量繁殖引起细菌感染，于是就很容易引起腹泻。

对有害菌来说，不健康的肠道是它们大量繁殖的温床。而大量的有害菌繁殖，又会使肠道中的粪臭素、硫化水素、阿摩尼亚等毒素增多，加速肠道老化，诱发癌症等疾病。同时，肠道中的有害物质还会由于肠道的吸收，跟随血液循环进入全身各组织部位，令人产生疲倦、头痛、呕吐、皮肤干燥、体臭、口臭等不适症状。

在有害菌占据优势的肠道内，有益菌会大量减少，同时，有害菌产生出来的有害物质又会使肠道壁的免疫功能下降，使肠道的杀菌作用减弱，细菌和病原体更容易入侵人体，危及健康。

便秘——有害菌的"温床"

当肠道中的有害菌增多时，会反射性地刺激肠壁，使肠道蠕动的功能降低，肠道排便的能力减弱，令粪便不能及时排出体外，长时间积存在肠道中。在有害菌的作用下，粪便中的水分等会被肠壁大量吸收和破坏，粪便变得又干又硬，更加难以排出。同时，在有害菌的作用下，肠道内的粪便又会被分解成各种毒素，并通过肠壁被人体吸收；有害菌还会使肠道中的粪便产生气酸，令人出现腹胀、胀气等症状，这些都会使便秘的症状进一步加剧，从而形成一种恶性循环。

有害菌是腹泻的罪魁祸首

在正常情况下，肠道中的有益菌和有害菌是"和平共处"的。有益菌会通过产生细菌素、抗生素及其代谢产物，并以通过争夺营养、空间的方式，阻止有害菌群入侵人体，进而维持着肠道的生态平衡。但是，如果有益菌群发生了紊乱，那么有害菌群就会迅速大量繁殖，并趁机侵入人体，引发各种疾病，在临床上通常表现为急性或者慢性腹泻。

那么，有益菌群紊乱，有害菌群大量繁殖是通过哪些途径造成的呢？

1、不洁食物　腹泻的根源

在适宜的温度下，致病细菌一旦沾染到食物上，就会在食物内大量繁殖。这样的食物如果被人不小心吃下，进入肠道，数量就会远远超过肠道中的有益菌，从而破坏了肠道菌群之间的平衡。

2、冰箱冷藏食物　致病菌的"温床"

一些致病细菌可以在低温下大量繁殖并释放毒素，所以，如果用冰箱冷藏过的乳制品、肉制品等，在食用前没有经过彻底加热，人体摄入后就可能导致食物中毒，引起腹泻。

3、夏季贪凉　有害菌大量繁殖

夏季人们通常离不开空调、冷饮。殊不知，人体肠道中的有益菌在繁殖的时候，需要利用肠道黏膜分泌的黏液作为能源和碳源，如果一味贪凉，或者吃了太多冷饮，肠道的血管会出现痉挛或者收缩，肠道分泌的黏液就会减少，有益菌群需要的能源和碳源也随之减少，致使有益菌的生长繁殖受到抑制，而有害菌趁机大量繁殖，从而引起腹泻。

4、抗生素　肠道有害菌的"帮凶"

身体罹患某种疾病后，如果长期大量服用广谱抗生素，在杀灭病菌的同时，人体内的大多数有益菌也会受到"连累"，被大量抑制或者杀灭，并导致肠道出现一种无菌状态。在这种情况下，有害菌一旦通过饮食等途径进入肠道，就会在短时间内大量繁殖，并引发腹泻。

肠道内的细菌生态

有一部分长期寄居于人体中的微生物，对人体有益无害，这类微生物称为正常菌群或者正常微生物群，即有益菌。

肠道菌群是怎样分布的

人体肠道内的各种菌群构成了一个复杂而庞大的生态系统。例如在成年人的结肠内就有400个以上的菌种。不同菌群在肠道内的分布也有一定的规律。例如：从口腔进入胃部的细菌绝大多数会被胃酸杀灭，剩余下来的主要是革兰阳性需氧菌；邻近胃产的小肠中的菌群以大肠杆菌和厌氧菌为主；回肠中的菌群除了大肠杆菌，还有类杆菌属、双歧杆菌属等需氧菌。

下面是肠道各部位细菌总量一览表图：

肠道位置		空肠	回肠	粪便
细菌总数（/ml）		$0\sim10^4$	$10^4\sim10^7$	$10^{10}\sim10^{12}$
需氧菌或兼性需氧菌	肠杆菌总数	$0\sim10^3$	$10^2\sim10^5$	$10^{10}\sim10^{12}$
	链球菌总数	$0\sim10^4$	$10^2\sim10^5$	$10^6\sim10^{10}$
	葡萄球菌总数	$0\sim10^3$	$10^2\sim10^5$	$10^5\sim10^7$
	乳杆菌总数	$0\sim10^4$	$10^2\sim10^5$	$10^5\sim10^{10}$
	真菌总数	$0\sim10^2$	$10^2\sim10^4$	$10^2\sim10^6$
厌氧菌	拟杆菌	$0\sim10^2$	$10^4\sim10^7$	$10^{10}\sim10^{12}$
	双歧杆菌	$0\sim10^3$	$10^4\sim10^5$	$10^8\sim10^{12}$
	革兰阳性球菌	$0\sim10^4$	$10^2\sim10^4$	$10^8\sim10^{11}$
	梭状芽孢杆菌	罕见	$10^2\sim10^4$	$10^6\sim10^{11}$
	真细菌	罕见	罕见	$10^9\sim10^{12}$

肠道和菌群如何维持微生态平衡

人体肠道和菌群之间的动态平衡称为微生态平衡。肠道中的有益菌群通过产生细菌素、抗生素及其代谢产物，以及争夺营养和空间等方式，抑制和阻止有害菌群侵入人体，从而保持肠道有益菌群的稳定性。在维持肠道菌群的生态平衡的同时，能够保持人体肠道正常的生理功能，像营养、免疫、消化等。

人体95%的有益菌寄居于肠道

有益菌不仅对人体有益，而且是人体必需的。其中大约95%的有益菌都寄居在肠道中。它们是由固定的菌群组成的，而且数量庞大。在人类长期进化过程中，由于个体的自然适应和自然选择，有益菌群的不同种类，与宿主、环境之间，都保持着一种动态平衡关系，并形成一种互相依存，相互制约的系统。

价值不可低估的有益菌

有益菌群黏附于肠道某一特定位置上繁殖，形成一层菌膜屏障，能抑制并排斥有害菌群繁殖和入侵人体，保持人体与菌群间的微生态平衡；有益菌群能刺激人体免疫系统，提高人体免疫力和抗病力；有益菌有排毒作用，例如双歧杆菌能清除肠道中过量的有毒的革兰阴性杆菌，减少肠壁对毒素的吸收；有益菌对肠道内的致癌因子有分解和清除作用，并能激活人体内的抗肿瘤细胞因子；有益菌能对抗人体疲乏，延缓人体衰老。

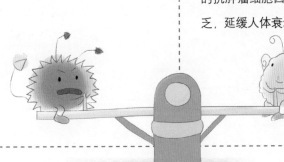

当有益菌群"战胜"有害菌群

如果人体肠道中的有益菌群优于有害菌群，肠道内壁黏膜呈健康的粉红色，肠道内的微生态环境状态良好，有利于粪便充分吸收水分，使粪便变软，更容易排出人体，不易形成便秘；肠道环境好，肠道蠕动和缓而有规律，有助于粪便顺利排出；在有益菌的作用下，肠道中的一些食物残渣经过分解、发酵，能合成多种有益人体的物质，如B族维生素、维生素K等，肠道越健康，有益菌繁殖越多，营养素的合成就越顺利；良好的肠道环境能促进肠道内的有毒物质被及时排出体外，避免对人体的伤害；肠道环境好，有益菌大量繁殖，能有效抑制并清除有害菌对人体的入侵，防治多种疾病。

✚ 提高人体免疫力的有益菌

根据对人体的影响，肠道内的细菌可以分为有益菌、有害菌、中性菌。其中有益菌主要包括双歧杆菌和乳酸菌等。

有益菌——人体健康的忠实"卫士"

有益菌是人体肠道的忠实"卫士"，肩负着保卫人体健康的重要作用。它能够抑制有害菌的生长，抵抗病原菌的感染，帮助合成人体需要的B族维生素，生产有机酸，刺激肠壁蠕动，促进人体排便，有效防止便秘。通过有益菌的作用，肠道腐败物的生成受到抑制，肠道环境得到净化，人体免疫功能得以有效提高。

提高免疫机能，防治多种疾病

根据医学研究结果，有益菌能够为人体肠道"营造"一种酸性环境，这种环境不仅有利于有益菌的繁殖和成长，而且能够有效抑制有害菌的数量，帮助保持肠道健康，提高人体免疫力，并有效预防多种疾病和不良症状，如感冒、腹泻、便秘、消化道溃疡、肝硬化等。医学研究还发现，人体一旦出现上述疾病和不适症状，其肠道内的有益菌数量会大量减少，有害菌数量则会大量增加。

双歧杆菌和乳酸菌的点滴

双歧杆菌的主要作用是清洁肠道，降低血脂，抑制肠道病原菌和腐败微生物的生长；它还能在肠道黏膜表面形成一道天然屏障，抵御致病菌入侵人体，并帮助分解肠道中的亚硝酸盐等致癌物质。

乳酸菌在人体内代谢产生的乳酸和酵素，能促进人体对食物的分解和消化吸收，提高人体对钙、磷、铁等矿物元素的利用率；它还能分解乳糖，产生半乳糖，促进儿童的大脑和神经系统的发育，并帮助调节肠道菌群。

含有益生菌的食物主要有哪些

发酵食品普遍富含益生菌。例如牛奶、谷物、蔬菜、水果表面本身存在一些细菌，在发酵过程中，会产生乳酸和其他一些化学物质，其中最主要的就是乳酸菌。发酵食品除了含有益生菌，还富含由益生菌产生的一些有益人体的代谢产物。

酸奶

酸奶是人体获取益生菌的最佳来源，酸奶还含有丰富的钙元素和优质蛋白质。

酸乳酒

酸乳酒是一种含酒精的酸奶饮料，不仅含有十多种益生菌，还包含牛奶中所有有益的营养成分，而且含糖量低，美味可口，是一种能有效补充益生菌的好饮料。

奶酪

大多数奶酪都是用牛乳、羊乳等经过益生菌发酵后制成的，含有大量活性益生菌及其代谢产物。奶酪的发酵时间越长，所含的益生菌及其代谢产物就越多。

泡菜和酸菜

各种经发酵制成的泡菜和酸菜普遍富含乳酸菌。

味噌

味噌是一种日本风味食品，是将大豆、加工过的谷物与盐混合在一起，经过几个月甚至几年的发酵后形成的一种酱。

你对益生菌补充剂知多少

如果希望摄入更多的益生菌，又不希望饮食失衡，可以适量服用益生菌补充剂。益生菌补充剂的品种五花八门，有胶囊、片剂、口服液等；有的产品需要冷藏保存，有的可以常温保存。不管选择哪种益生菌补充剂，购买前最好能先咨询专业医生，请医生根据你个人的实际情况提供建议，服用的剂量也要合理。选购益生菌补充剂时，尽量选择信誉可靠的医药品牌。

肠道恶化疾病接踵而至

根据医学研究，如果人体肠道菌群紊乱，可能会引起某些重大疾病。

肠道菌群紊乱可能引起重大疾病

人体肠道内生活着数以万亿计的细菌，统称为"肠道菌群"，与人体健康息息相关。一些与生活方式有关的"吃出来"的疾病，如高血脂、脂肪肝、肥胖、糖尿病等，通常都与肠道菌群结构紊乱有着密切联系。而且一些免疫类的疾病和神经精神系统方面的疾病，也很可能与此有关。

肠源性内毒素血症与肠道菌群

所谓肠源性内毒素血症就是指肠道中的内毒素进入了血液之中。这种内毒素主要是革兰阴性杆菌细胞壁上的脂多糖的组成成分。革兰阴性杆菌是肠道中的主要菌群之一，但是，如果肠道中的革兰阴性杆菌数量增多，内毒素水平也会随之增高或者肝脏的解毒能力就会下降，如果二者同时具备，那么这种内毒素就会进入血液之中，引起内毒素血症。这种疾病多见于肝脏疾病，尤其是肝硬化。

动脉硬化与肠道菌群

胆固醇大量沉积于人体动脉血管内膜，就会引起动脉硬化。所以，胆固醇和胆汁酸代谢与成人的动脉硬化症具有密切的关系。而在肠道菌群中，一些细菌能够对胆汁酸产生有益的代谢，例如双歧杆菌、嗜酸乳杆菌、粪肠球菌、屎肠球菌等。但也有一些细菌会产生有害的代谢。研究证明，乳酸菌与血浆胆固醇的减少有直接关系，而双歧杆菌、嗜酸乳杆菌等有益菌能使胆固醇转化成为不被人体吸收的粪固醇，乳酸菌能够产生参与胆固醇代谢的甲羟戊二酸单酰酶A。

大肠癌与肠道菌群

据研究，大肠癌的发病率与肠道菌群密切相关。因为肠道细菌分泌出许多酶，比如β葡萄糖醛酸酶、硝基还原酶、偶氮还原酶、胆固醇脱氢酶等，都和结肠癌的发生有密切关系。虽然这些酶类本身并不致癌，大多数食物也不致癌，但是，二者结合在一起，在酶的作用下，食物中的某些成分会被转化成致癌物。

肝脏疾病与肠道菌群

人体肝脏患病，会对肠道菌群的结构和功能产生影响，致使肠道菌群失调，再进一步影响肝脏功能，从而形成恶性循环。

肝炎和肝硬化会引起胆汁分泌异常，免疫功能低下，并容易引发"小肠污染综合征"。这种疾病能使"定居"在大肠内的菌群在小肠上部定植，引发脂肪性腹泻、维生素缺乏、碳水化合物和蛋白质吸收不良等症状。在肝硬化，尤其是在肝昏迷的情况下，肠道中的大肠杆菌通常会大量增加，原本主要在下消化道中的类杆菌也会在小肠内大量繁殖。

骨质疏松症与肠道菌群

人体内雌激素下降会干扰钙的平衡，导致骨质疏松。雌激素水平的下降又和肠道菌群的失调有密切关系。另外，像乳酸菌这样的有益菌能促进人体对钙的吸收；反之，人体缺乏有益菌不利于对钙的吸收，这也是造成骨质疏松症的一个原因。

焦虑、抑郁症与肠道菌群

乳杆菌在对食物中的蛋白质发酵的过程中，会释放出色氨酸和苯丙氨酸等氨基酸，能防止焦虑和抑郁。如果肠道中的菌群失调，能够水解蛋白质的有益菌类减少，色氨酸、苯丙氨酸的量相应减少，再加上有害菌增多，内毒素大量增加，会导致人体的焦虑和抑郁症状加剧。

肠道健康的关键在饮食

人类的日常饮食结构是决定肠道菌群结构的重要因素，与肠道健康密切相关。

吃得越多病得越重

据研究，在人体肠道内，像双歧杆菌这样的有益菌，主要依靠膳食纤维生长繁殖，并对肠道具有保护作用。如果人类长期大量食用高蛋白、高脂肪食物，而膳食纤维的摄入量又严重不足，那么肠道内像双歧杆菌这样的有益菌的数量就会明显降低。肠壁的通透性就会增加，肠道中的毒素就很容易通过肠壁进入血液循环，或者直接作用于肠壁诱发各种肠道疾病。同时，人体大量摄入高蛋白、高脂肪、高糖类食物，会促使肠道中的有害菌大量增加。

肠道疾病的饮食控制原则

由于日常饮食与肠道疾病息息相关，所以，肠道菌群失调，肠道处于亚健康状态，以及肠道疾病患者，更需要在日常饮食上加以重视，在日常生活中，尽量遵循以下的饮食原则：

第一原则 重视饮食的卫生，因为各种病原体和致癌物质几乎都是通过食物进入人体的。

第二原则 日常饮食要有规律，要养成每日早、中、晚三餐定时定量的习惯，有利于消化腺的分泌，能够促进人体对食物的消化吸收，有效预防多种胃肠疾病。

第三原则 饮食的温度要合适，既不宜过热，也不宜过凉，否则会对消化道黏膜产生比较强烈的刺激，容易引发胃肠疾病。

第四原则 进食时尽量细嚼慢咽，能减轻胃肠负担，增加唾液分泌，促进消化，有助于保护胃肠黏膜。

哪些食物不宜肠道健康

有些食物或许美味可口，但并不益于肠道健康，对这类食物，要尽量少吃或者不吃。

一是油煎、油炸类食物不宜多吃。因为所有油煎、油炸类食物都不容易消化，如果吃得太多，只会加重胃肠的负担，而且这类食物含油量大，不加节制地食用，还有可能导致体内血脂增高。

二是腌制类食物不宜多吃。凡是腌制类的食物，都含有大量的盐分，而且多数腌制食品本身就含有致癌物质，例如腌黄瓜条、腌咸菜，以及腌肉等等。

三是生冷刺激性的食物不宜多吃。例如各种冰棍、冷饮、辣椒等等。这类食物会对消化道黏膜产生比较强烈的刺激，容易伤害消化道黏膜，引起腹泻或者炎症。

哪些食物有宜肠道健康

像蔬菜、水果、粗杂粮这样的食物可以多吃。因为这类食物通常都富含膳食纤维和各种营养成分，能够平衡人体的营养需求，并且有润肠通便、预防便秘的作用，尤其丰富的膳食纤维是肠道有益菌的"食物"，能促进有益菌的滋生繁殖，有效抑制有害菌，帮助维持肠道菌群的平衡。

每天多饮水，有助于软化粪便，促进肠道排便。而且每天最好在早晨起床后空腹饮水，以及在每次进餐前1小时饮水，能够促进消化，清理肠胃，有效预防便秘。

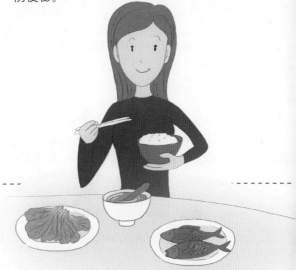

粗黏食物能促进肠道排毒

在豆子、红薯、玉米、杂粮、木耳、海带、海藻、菇类等口感又粗又黏的食物中，普遍富含粗纤维。粗纤维不能被人体消化，而是直接进入肠道，能够促进肠道蠕动，吸附肠道中的各种毒素、废物以及水分并形成粪便后排出体外，从而达到帮助肠道排毒、清洁肠道的目的。

粗黏食物有益肠道菌群

像红薯、玉米、南瓜、木耳、海带、海藻、菇类、大豆这些粗黏的食物，不仅有助于排便，还具有另外的一项专长，那就是它们还可以促进肠道中的有益菌大量生长繁殖。这类食物所含的膳食纤维都非常丰富，它们是肠道有益菌的"美味佳肴"，有了它们，肠道内的有益菌群充分吸收营养，更加具有活力。

有益肠道健康的水果

猕猴桃　促进肠胃蠕动

猕猴桃含有丰富的矿物质元素、糖类、维生素B_1、维生素B_2、维生素C，以及膳食纤维，能够促进肠胃蠕动，保持大便畅通，还能改善高血压，消除疲劳，是一种很好的清洁肠道的水果。

菠萝　帮助消化、促进排毒

菠萝是一种营养价值比较高的水果，不仅富含纤维素，还富含多种矿物质和维生素。此外，菠萝中还含有一种名叫"菠萝朊酶"的物质，这种物质能够分解蛋白质，溶解阻塞于人体组织中的纤维蛋白和血凝块，改善局部的血液循环，消除炎症和水肿，有助于消化，并能帮助肠道排毒。

草莓　防治便秘、美白肌肤

草莓富含纤维素、蛋白质、钙，以及维生素C。其中，草莓中所含的丰富的膳食纤维相当于橙的两倍，能够促进消化，润肠通便，还能有效降低胆固醇，排出肠道毒素，保护肌肤细嫩白皙。

雪梨　清理肠道、消滞解腻

雪梨含有丰富的膳食纤维、维生素C，不仅有助于清理肠胃、润肠通便、防治便秘，饭后一个雪梨，还能有效解除口腔中的油腻感，润喉生津。

西柚　清除肠道胀气

西柚的营养价值很高，富含蛋白质、粗纤维、糖类、钙、钠、磷、铁、维生素C、维生素P等营养成分，有促进肠道蠕动、润肠通便的作用，而且能够消食化积，甬除肠道胀气，缓解肠胃不适。

这样吃解决便秘烦恼

第2章

便秘是肠道问题中最常见的一种，为图方便快捷，很多人在解决便秘问题时往往就是吃几颗泻药，可是泻药一旦长期服用，就难以起到作用了。不仅如此，便秘还会加重。对待越挫越勇的便秘到底应该如何是好？好好审视自己的饮食，从改善饮食做起吧。改善饮食的方法也得看自己的肠道状况，本章单独分出了便秘的几种类型，只有对号入座，才能轻松摆脱便秘。

暂时性排便异常

摄入足量的膳食纤维，多喝水

A 暂时性排便异常的症状和原因

暂时性排便异常是指平时排便顺畅的人，出现了暂时性的便秘的情形。这种情况通常发生在不吃早餐、饮食摄入量过少、偏食等人群中。因为摄入体内的食物数量有限，膳食纤维严重不足，导致食物残渣少，难以形成大便。暂时性排便异常的主要症状表现为两次大便之间的间隔时间延长，或者大便干燥，排便的时候总有排不尽的感觉，不过，只要在饮食上稍加调理，大便很快就能恢复正常。

A 疾病小知识

女性在月经前7~14天，可能出现经期便秘。尤其在月经来潮前2~3天症状加重，在行经之后症状又逐渐减轻并消失。出现经期便秘时，通常还伴有烦躁易怒，疲乏无力，有时甚至出现头痛、失眠、小腹坠痛、乳房胀痛等症状。这主要与月经后期黄体形成，抑制了肠道蠕动，使肠刺激感受性降低有关。

A 来自医师的忠告

对于暂时性排便异常，需要对身体进行全面调理，帮助改善或者恢复正常的排便，达到解除症状的目的。首先，每日三餐的饮食要有规律，饮食结构要合理，并且定时定量，不盲目节食减肥；其次，劳逸有度，适当进行体育运动，尤其加强对腹肌的锻炼，能促进肠道功能改善。另外，养成良好的排便习惯，建立起每天按时排便的。

这样搭配效果好

● 日常饮食中，增加富含纤维素和B族维生素的蔬菜和水果，适量摄入粗糙多渣的杂粮，例如小麦、薯类、玉米、大麦米、糙米等。

● 合理食用油脂类食物，如杏仁、松子、葵花子等坚果，用植物油炒菜。

● 多喝凉开水，每天适量食用蜂蜜，均有助于预防和治疗便秘。

A 健康肠食大集合

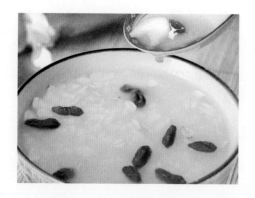

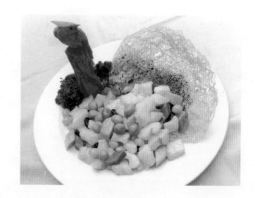

『燕麦大米粥』

材料
A | 燕麦 55克
大米 55克 B 白糖 1 匙
枸杞 10克

做法
1、燕麦、大米洗净，放入锅中，加2碗水煮至开花状。
2、加入枸杞，改为小火煮10分钟，加入白糖搅匀即可。

功效
含有粗纤维，能够润肠通便，养肝护胃。

『什锦鱼肉丁』

材料
A | 鱼肉 300克
黄瓜 适量 B 花生仁、黄豆 少许
胡萝卜 适量 盐、鸡精、蚝油 适量

做法
1、鱼肉洗净切丁，放入开水中稍焯，捞出沥干。
2、黄豆泡发洗净，放进盐开水中煮熟。
3、油锅烧热，胡萝卜、花生仁翻炒至五分熟，加入盐、鸡精、黄豆，放入黄瓜翻炒2分钟。

功效
补充蛋白质，开胃、助消化。

日常生活之食疗提醒
吃鱼禁忌

□ 吃鱼前后忌喝浓茶，易导致结石的产生。

□ 鱼肉忌与猪肝、西红柿同食。

□ 女性在月经期间不宜食用草鱼，易导致疲乏无力，严重者还会有水肿的症状发生。

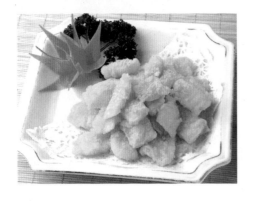
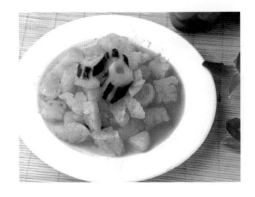

『 椰蓉糍粑 』

材料	A	糯米粉	300克	B	椰蓉、白糖	适量
		鸡蛋	2个		澄面、猪油	少许

做法

1、澄面用开水烫熟，加入糯米粉、白糖、猪油、清水搅拌均匀，用手捏成如图样子。
2、将上述混合糊放入蒸笼中蒸熟。
3、出锅后撒上椰蓉即可。

功效

促进肠道蠕动，提高肠胃的消化功能，预防便秘。

『 糖醋梨 』

材料	A	梨	300克	B	番茄酱、醋	适量
		黄瓜	半根		白糖	少许

做法

1、梨去皮去核，洗净切块，迅速放在白醋中浸泡以防变色。
2、黄瓜洗净切片。
3、将梨块和黄瓜片放入碗中，加入番茄酱、白糖及少许醋，拌匀后即可食用。

功效

开胃消食，利于肠道吸收，可缓解排便异常。

日常生活之食疗提醒

梨 宜 忌

☐ 梨中含有丰富的果酸，服用碱性药物同时，不宜饮用梨汁。

☐ 梨忌与螃蟹同食，两者同属寒性食物，易导致肠胃疾病。

☐ 梨有利尿通便的作用，夜尿频者不宜在睡前食用梨。

☐ 吃梨时，不宜喝热水或者吃油腻的食物，易引起腹泻。

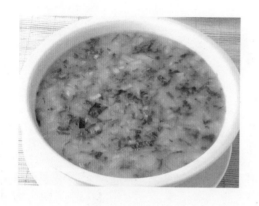

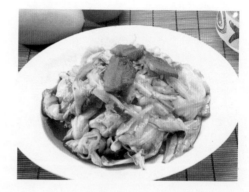

『青菜豆腐羹』

材料	A	小白菜	2棵	B	葱	半根
		豆腐	200克		淀粉	少许
					调味品	适量

做法

1、小白菜和葱切碎，豆腐切小丁。

2、将豆腐、小白菜和葱末一起倒入锅中，煮沸。

3、勾入芡粉，淋上适量香油即可。

功效

改善肠胃不适，缓解轻度便秘。

『醋熘白菜』

材料	A	白菜	300克	B	葱、姜	适量
					辣椒、淀粉	适量
					调味品	少许

做法

1、白菜洗净切片，葱、姜洗净切碎。

2、爆香葱、姜、辣椒后，将白菜放入锅中翻炒，倒入适量的酱油和醋。

3、在熟菜中勾入芡粉即可。

功效

清热解毒，开胃，适用于便秘患者食用。

日常生活之食疗提醒
饮食禁忌

☐ 豆腐和菠菜不宜同食，易阻碍人体对于钙质的吸收。

☐ 暂时性排便异常患者忌食冷饮，易刺激肠胃，紊乱肠道的消化功能，加重病情。

☐ 便秘患者不宜食用高密度淀粉类食品，宜多食新鲜蔬菜，能够补充膳食纤维，促进肠道的蠕动和消化。

A 健康肠食大集合

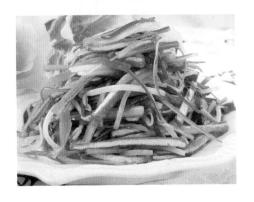

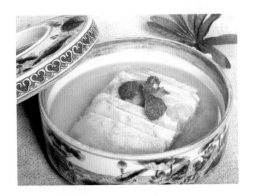

『八宝菜』

材料
A | 豆腐 60克 | B | 青、红辣椒 10克
豆芽 50克 | 蒜苗 50克
| 调味品 适量

做法
1、豆腐洗净切片，油炸后切条。青红辣椒去籽去蒂、切丝。
2、豆芽洗净，焯水后沥干。蒜苗清洗后，热水焯下切段。
3、将所有材料入盘，加调料拌匀即可。

功效
消食解腻，和胃护肤。

『清汤酿白菜』

材料
A | 白菜 500克 | B | 盐、香油 少许
鸡汤 300毫升

做法
1、白菜洗净切块，备用。
2、将切好的白菜放入鸡汤中，大火煮沸，然后用小火炖。
3、加入适量的调味品即可食用。

功效
富含纤维素，可促进肠道蠕动，还可防治肠胃溃疡。

日常生活之食疗提醒
白 菜 宜 忌

□ 忌食做熟的隔夜白菜，煮熟的白菜易腐烂，在和空气的接触中，会产生亚硝酸盐，食用后易引起食物中毒。

□ 白菜性凉，胃寒气虚的人不宜多食，容易引起腹痛、寒痢。

□ 白菜忌与兔肉同食，易引起腹泻、呕吐。

□ 小白菜忌与毛豆同食。

山药

清除肠道毒素

[性味：味甘、性平]
[别名：薯蓣]

山药是秋冬季节补养身体的最佳食物，具有补中益气的作用，特别适合肠胃虚弱的人食用。它含有丰富的淀粉酶、多酚氧化酶，对强化人体肠胃的消化和吸收功能有一定的作用，在临床上，经常用来治疗脾胃虚弱、泄泻。另外，山药中的黏液蛋白、维生素含量也相当可观，在健脾益胃的同时，还可以预防心血管疾病。

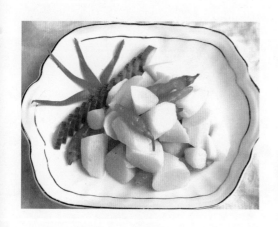

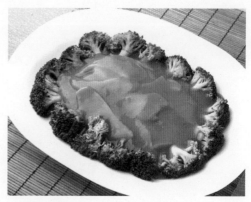

『合味山药』

材料A	山药	100克	尖椒	少许
	黄瓜	80克	B 盐、糖、醋	适量

做法

1、将盐、尖椒、糖、醋放入开水中，待盐溶解，倒入泡菜坛晾一下。

2、山药、黄瓜去皮切块，山药倒入泡菜汁中腌制8小时以上，捞出与黄瓜同食。

『茄汁山药』

材料A	山药	300克		
	番茄	2个	B 盐、鸡精	少许
	西兰花	适量		

做法

1、西兰花洗净切小块，焯水后沥干，用盐、鸡精腌制。

2、番茄焯水后去皮切片，山药去皮切片，将材料倒入油锅翻炒即可。

烹调小贴士

● 处理山药时，尽量不要直接接触皮肤，否则易导致过敏。山药切开时，有大量的黏液产生，要立即将其放入盐水中浸泡，以免氧化发黑。

● 山药可煎汤、煮粥，也可炒食，但生山药中含有一定的毒素，不宜生吃。

弛缓性便秘

多吃粗杂粮，多吃蔬菜水果，润肠通便

A 弛缓性便秘的症状和原因

弛缓性便秘也称结肠性便秘，主要是由于全身因素或者与排便相关的肌肉衰弱，张力低下.尤其是肠管平滑肌张力低下，肠管运动弛缓等原因.使得排便动力不足或者缺乏排便动力，粪便在结肠内的运进过于缓慢而引起的便秘。例如年迈体弱、久病长期卧床、营养不良、患有慢性消耗性疾病、肥胖、怀孕女性、患有腹水或者腹部肿瘤的人，都可能由于肠道平滑肌张力缺乏、肠道蠕动迟缓等，引起弛缓性便秘。

A 疾病小知识

弛缓性便秘是一种比较常见的肛肠疾病。治疗方式主要有饮食疗法和肠道水疗。凡是由于年迈体弱的原因，致使肠道肌肉无力引起的便秘，都可以通过适当补充能量，例如在日常饮食中多食用碳水化合物和脂肪类食物，为身体增加能量，促进排便。食用粗杂粮时，要注意循序渐进，避免一次食用太多而增加胃肠负担。

A 来自医师的忠告

有时，便秘并不仅仅是由于饮食调节不好，蔬菜水果吃得少引起的，精神和情绪过于紧张、交感神经兴奋，也同样可能导致肠道平滑肌松弛，影响肠道蠕动，引起弛缓性便秘。因此，如果出现便秘症状，最好及时到医院检查，以便于全面分析和发现引起便秘的原因，采取更有效的治疗措施。

这样搭配效果好

● 主食以粗杂粮为主，例如燕麦、小麦、糙米；辅食以富含纤维素的食物为主，如带皮的水果，含茎叶的蔬菜，以及瓜果、笋、生萝卜、生葱、薯类等食物。
● 炒菜时适量增加脂肪油或者植物油。
● 每天早晨喝温开水、淡盐水、果汁，平常多吃蜂蜜、芝麻、核桃，均能促进肠道蠕动，兼有润肠作用。

A 健康肠食大集合

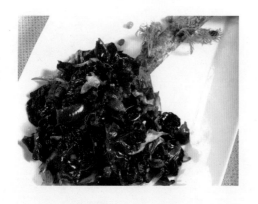

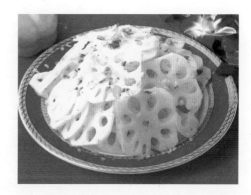

『葱烧黑木耳』

材料	A	黑木耳	60克	B	胡椒粉、白糖	少许
		葱、蒜	10克		料酒、酱油、高汤	适量

做法

1、黑木耳洗净泡发，大葱、蒜洗净切片。

2、爆香葱姜后，翻炒黑木耳。

3、加入酱油、料酒、白糖、胡椒粉、高汤，煮沸起锅。

功效

清理肠道，降低血压，提高免疫力。

『糖醋藕片』

材料	A	藕	2节	B	盐、鸡精、白糖	少许
		红辣椒	10克		酱油、醋	适量

做法

1、藕去皮洗净切片，浸泡后，焯水，然后用凉水过凉后沥干备用。

2、红辣椒去籽去蒂，并洗净切碎。

3、将焯过的藕片和红辣椒装盘，加调味品即可。

功效

促食欲，助消化，防治便秘。

日常生活之食疗提醒
食物相克

□ 忌食新鲜的木耳，易引起中毒，干木耳浸泡后食用，不仅营养丰富，还可缓解便秘症状。

□ 木耳不宜与萝卜同食，可能诱发皮炎。

□ 木耳不宜与土豆同食，会促使雀斑的产生。

□ 木耳忌与野鸭、野鸡肉同食，会引起消化不良和痔疮出血。

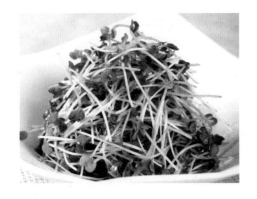
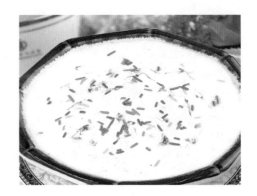

『巧拌萝卜苗』

| 材料 | A | 鲜嫩萝卜苗 500克
红辣椒 若干 | B | 白糖、白芝麻 适量
调味品 少许 |

做法

1、萝卜苗洗净，红辣椒洗净，去籽去蒂切丝。

2、白芝麻炒香，凉着备用。

3、将所有材料放入盘中，加入适量调味品即可。

功效

增进食欲，开胃益气，适用于小便不利、大便燥结者食用。

『酸奶芦荟』

| 材料 | A | 酸奶 1杯
芦荟 100克 | B | 白糖 适量 |

做法

1、芦荟洗净去皮，切丁备用。

2、将芦荟煮至无黏状物，用冷水冷却后，放糖腌制。

3、将酸奶淋在腌制的芦荟上即可。

功效

清肠道、益肠胃，有助于防治便秘。

日常生活之食疗提醒
酸奶禁忌

酸奶中含有大量的乳酸，可促使肠道产生抗菌物质，保护肠道，还有助消化的作用，但饮用时要注意以下几个方面：

☐ 酸奶不宜空腹饮用，易伤肠胃，保健作用也会降低。

☐ 食用酸奶时，不宜加热，会降低酸奶的营养价值。

☐ 酸奶不宜存放时间过长，易导致肠道病菌感染。

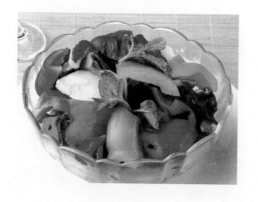

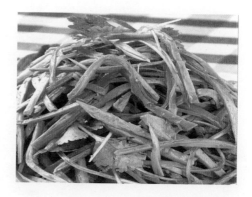

『 蔬菜沙拉 』

材料	A	紫甘蓝	200克	B	黄、红辣椒	50克
		黄瓜	80克		蜂蜜	适量

做法

1. 将紫甘蓝、黄瓜、辣椒洗净切小块备用。
2. 所有食材入盘，拌匀。
3. 将蜂蜜和调味品淋在蔬菜上即可。

功效

顺肠益胃，蔬菜中的食物纤维可助消化。

『 凉拌脆笋 』

材料	A	莴笋 200克	B	姜	8克
				盐、味精	2克
				黄酒、米醋	5克

做法

1. 莴笋摘叶洗净，去皮切丝。
2. 将笋丝入盐腌制，生姜切丝备用。
3. 将姜丝、黄酒、米醋、味精、盐放在
笋丝上，拌匀即可。

功效

清热利尿，对治疗小便不利有一定的疗效。

✕ 日常生活之食疗提醒
饮 食 禁 忌

☐ 便秘患者应多食蔬菜，不宜过度摄入蛋白质和钙质，否则会使大便呈碱性，加重便秘症状。

☐ 过于精细的食物会导致肠壁刺激减小，降低排便反射，因此便秘者不宜多食。

☐ 便秘患者应忌食生冷、刺激性比较强的食物，以免引起肠胃燥热，加重便秘。

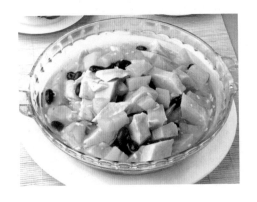 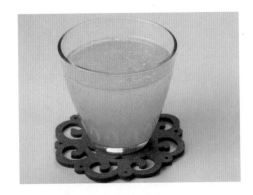

A 健康肠食大集合

『菠萝山芋』

材料	菠萝	100克	红豆	50克
A	山芋	200克	B 粳米	30克

做法
1、将菠萝、山芋洗净，去皮切丁备用。
2、将红豆、粳米用水泡2个小时后，用沸水煮。
3、将菠萝、山芋倒入，拌匀即可。

功效
健脾益气、开胃益肠道，预防便秘。

『橘子柠檬汁』

材料	橘子	2个	纯净水	1杯
A	柠檬	1个	B 白糖	适量

做法
1、橘子去皮，去籽，对半切开，柠檬去皮切片。
2、将材料放入榨汁机内，倒入纯净水榨汁。
3、在果汁中加入适量的白糖即可。

功效
加强肠道蠕动，缓解惯性便秘，美白润肤。

日常生活之食疗提醒
橘子禁忌

☐ 橘子忌与萝卜同食，易引起甲状腺肿大，因此刚吃完萝卜的人，不要立即喝橘子饮品。

☐ 橘子忌与牛奶同食，易导致结石产生，影响肠胃消化功能，严重者还会导致腹胀、腹痛。

☐ 橘子虽有健脾和胃的功效，但不宜多食，尤其是肠胃虚寒的人。

海带

让肠道更畅通

[性味：味辛、性寒
别名：昆布]

海 带又名江白菜，属褐藻的一种，营养价值很高，含有大量的碘、钾、铁等元素，也含有丰富的有机物、蛋白质、脂肪酸等对人体有益的物质，是预防地方性甲状腺疾病的最佳食品，除此之外，海带还是增加肠胃蠕动的加速器。它是一种碱性食物，含有丰富的膳食纤维，可促进人体的新陈代谢，有助于润肠通便，在防治便秘方面有一定的疗效。

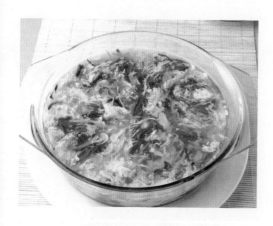
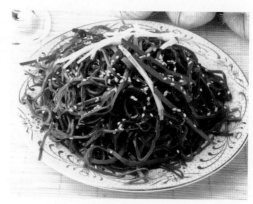

『海带肉丝汤』

材料	A			B	
	鸡蛋	2个	胡萝卜		适量
	海带	100克	葱		少许
	瘦肉	100克	调味品、淀粉		适量

做法

1、海带泡发洗净后切丝，胡萝卜、瘦肉切丝，鸡蛋打散，葱剁碎。

2、清汤煮胡萝卜丝，将翻炒后的肉丝倒入，加调料和鸡蛋，勾芡，撒上葱花即可。

『凉拌海带丝』

材料	A			B	
	海带	500克	葱白、芝麻		适量
	红辣椒	20克	调味品		少许

做法

1、海带泡发洗净后切丝，开水煮半个小时捞出，冷水泡几分钟沥水，辣椒、葱白切丝。

2、海带丝入盘，加葱、辣椒、芝麻、醋，放入调味品拌匀即可。

烹调小贴士

● 海带可凉拌，也可做汤食用，在食用时，要洗干净，且要用清水浸泡，浸泡过海带的水，烹饪时，可同海带一起使用，保证了海带的营养成分不会流失。

● 清水浸泡海带不宜过久，且吃过海带后不宜立即饮茶，会阻碍人体吸收海带中的铁元素。

症候性排便异常

调整生活方式，定时排便

A 症候性排便异常的症状和原因

症候性排便异常主要是指器质性便秘，是由于人体脏器出现器质性病变，比如消化道疾病、内分泌代谢疾病、药物及化学品中毒、神经系统疾病等引起的便秘。像肠梗阻、腹腔肿瘤、肠癌、糖尿病、肥胖症等疾病都会伴发便秘。患者的排便次数和粪便量明显减少，粪便干结、排便困难，而且这些症状通常同时存在两种以上。造成这类便秘的原因既有肠内原因，也有肠外或者血液方面的原因。

A 疾病小知识

由肠外或者血液原因引起的便秘，常见于所谓的"体质偏酸"的人士。因为人体血液正常的酸碱度在pH值7.35~7.45之间来维持平衡，而血液中如果存在大量酸性物质，那么身体就会自动会从各处获取水分，无论水分来自细胞内、细胞外，还是肠道中的粪便。那么粪便中的水含量会快速减少，从而引发便秘。

A 来自医师的忠告

便秘最严重的情况是肠内癌肿堵住了大便的出口。例如，大肠肛门良性或恶性肿瘤等，都会致使肠腔狭窄变小，使粪便通过困难。而在这种情况下，患者的症状不仅仅是便秘，还可能伴随其他症状。因此，患者在便秘原因不明的情况下，最好及时就诊查原因。有的患者必须通过手术解除病因，才能使便秘得到解决。

这样搭配效果好

● 多吃富含天然水溶性纤维的水果，用橄榄油或者椰子油凉拌生菜，或者直接吃一些保健食品，如深海鱼油胶囊、月见草油胶囊、大蒜精油胶囊等，以及多喝水，都能使大便顺畅。

● 多吃一些天然的偏碱性的食物，像蔬菜、海带、柠檬、水果等，或者养成经常喝茶的习惯，例如普洱茶等，都有助于改善便秘。

A 健康肠食大集合

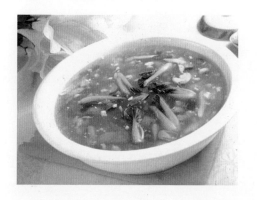

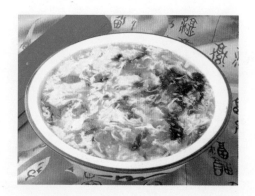

『 菜心山菌汤 』

材料	菜心	100克		干红辣椒	2个
	A 香菇	6朵	B	调味品	适量
	猪肉	少许			

做法

1、香菇去蒂，切两半，猪肉剁成末，辣椒切段。

2、爆香辣椒后，加料酒煸炒猪肉，加水和香菇，煮沸。

3、将菜心倒入，加入适量的调味品，拌匀即可。

功效

开胃益气，可防治动脉硬化和便秘。

『 番茄蛋花汤 』

材料	鸡蛋	1个		紫菜	适量
	A 小白菜	1棵	B	淀粉	少许
	番茄	1个			

做法

1、番茄切块，鸡蛋打散，小白菜切段备用。

2、将上述食材放入水中，煮沸。

3、淀粉勾芡，淋入水中，加入紫菜和蛋液，搅匀，放调味品即可。

功效

醒脾开胃，解积食，预防便秘。

日常生活之食疗提醒
香菇禁忌

☐ 香菇忌与鹌鹑蛋同食，易导致雀斑的产生。

☐ 香菇忌与番茄同食，会破坏类胡萝卜素，影响肠胃的消化吸收，降低营养价值。

☐ 香菇也不可与河蟹同食，易诱发结石。

☐ 皮肤瘙痒症患者和脾胃湿寒的人不宜食用香菇，会加重症状。

A 健康肠食大集合

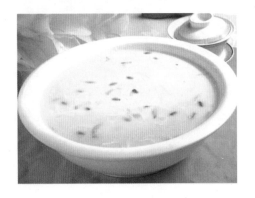

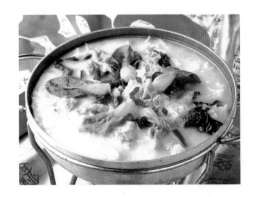

『三丝枸杞汤』

材料	A	白萝卜	半根	B	调味品	适量
		莴笋	半根		枸杞	适量
		海带	少许			

做法

1、海带泡发，白萝卜、莴笋、海带均切丝备用。

2、三丝、枸杞和适量的水倒入锅中，煮沸。

3、淀粉勾芡，淋入水中，放调味品搅匀即可。

功效

清理肠道，解胃气，对缓解便秘有一定的作用。

『双耳肉片汤』

材料	A	猪肉	200克	B	菜心	适量
		银耳	50克		淀粉	少许
		木耳	50克			

做法

1、银耳、木耳泡发，猪肉切片，用料酒、淀粉、盐腌制，菜心焯水。

2、肉片入油锅炸变色沥出，银耳、木耳放入高汤中煮沸。

3、将肉片放入沸汤中，加调味品，摆上菜心即可。

功效

补充营养，健脾开胃，清理肠道。

日常生活之食疗提醒
食物相克

☐ 木耳忌与田螺同食，易消化不良，引起腹胀。

☐ 木耳与野鸡肉不宜同食，尤其是患有痔疮的人，易诱发痔疮出血。

☐ 枸杞一般不宜与温热补品同食，如大枣、人参等，易引起体内积热。

☐ 莴笋不宜与乳酪同食，易诱发腹痛、腹泻。

A 健康肠食大集合

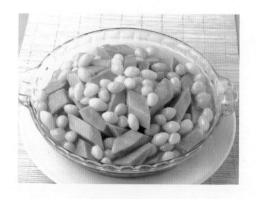

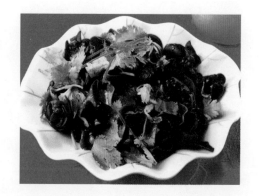

『 南瓜煮黄豆 』

材料	A	黄豆	80克	B	鸡汤	适量
		南瓜	70克		调味品	适量

做法

1、黄豆洗净，清水泡2个小时，南瓜洗净去皮、瓤，切丁。

2、将黄豆放入鸡汤中大火煮沸后，中火煮至豆软，加入南瓜块。

3、将南瓜和黄豆煮黏，加调味品调味即可。

功效

增强肠胃蠕动，提高大肠的收缩能力。

『 香菜拌木耳 』

材料	A	木耳	100克	B	熟芝麻	少许
		洋葱	80克		调味品	适量
		香菜	30克			

做法

1、泡发后的木耳洗净去蒂焯水，洋葱去皮切片。

2、将香菜洗净剁碎。

3、木耳、洋葱入盘，撒上香菜末和白芝麻，加调味品拌匀即可。

功效

预防便秘和便出血。

日常生活之食疗提醒
饮食禁忌

南瓜中的甘露醇有通便的作用，还可减少肠道中的有毒物质，降低结肠癌的发生率，但食用时要注意搭配。

□ 南瓜忌与辣椒同食，会破坏食物中的维生素C。

□ 南瓜忌与羊肉同食，易导致腹胀，加重便秘。

□ 在服用中药期间，不宜食用南瓜，以免影响药效。

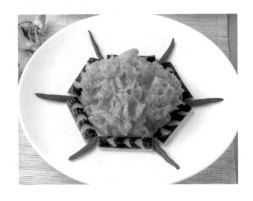

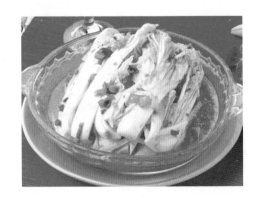

『 凉拌银耳 』

材料	A	银耳	30克	B	红辣椒	适量
		小黄瓜	1根		大蒜	1个

做法

1、将银耳泡发洗净去蒂，切小片，焯水后沥干。

2、将小黄瓜切小段浸盐5分钟，用冷水冲掉盐。

3、将银耳、黄瓜入盘摆好，加入蒜片、糖、盐等调味品拌匀即可。

功效

富含膳食纤维，帮助肠胃蠕动，提高肠道的排泄功能。

『 水煮白菜 』

材料	A	白菜	400克	B	鸡蛋	1个
		瘦肉	80克		葱姜、辣椒	适量

做法

1、瘦肉洗净切片，用盐、料酒、鸡蛋、淀粉腌制备用。白菜洗净切块。

2、辣椒切段，爆香葱姜、辣椒，锅内倒入适量水。

3、将猪肉和白菜倒入沸水中，熟后淋上香油即可。

功效

清理肠道，防治便秘，排毒养颜。

日常生活之食疗提醒
银 耳 宜 忌

□ 银耳宜和菊花同食，有助于肠道排毒，也可益气强身，尤其适合大便秘结者食用。

□ 忌食熟后久放的银耳，易引起食物中毒，另外，泡过之后的银耳，食用时要去蒂。

□ 银耳和冰糖有养颜功效，但不宜睡前食用，因其含糖分过高，易引起血糖升高。

莲 藕

多营养护肠道

[性味：味甘、性寒
　别名：藕、灵根、芙蕖]

莲

藕原产于印度，具有很高的食疗价值，除了滋阴养血的功效外，还有通便止泻，健脾益胃的作用。莲藕中含有丰富的膳食纤维和黏液蛋白质，可以促进肠道蠕动，增强肠胃的消化功能，防治便秘。而莲藕独特的香味，也可以促进人的食欲，补中益胃。莲藕中也含有大量的单宁酸，可以用来止血，也是治疗热病血症的佳品。

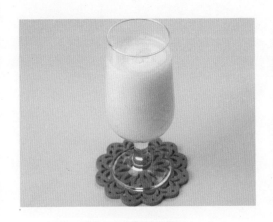

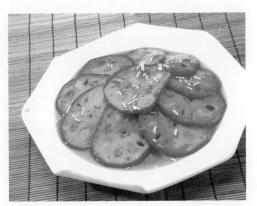

『萝卜莲藕梨汁』

材料	A	萝卜	2片	B	蜂蜜	适量
		莲藕	4片			
		梨	1个			

做法

1、将萝卜、莲藕、梨洗净去皮，梨去核，切丁备用。

2、所有食材放入榨汁机中榨汁，调入蜂蜜即可。

『蜜汁藕片』

材料	A	莲藕	300克	B	白糖	100克
					蜜糖浆	适量

做法

1、将莲藕洗净，去皮切片备用。

2、藕片入锅，加水、白糖大火煮沸，改小火慢熬至藕熟，装盘，淋上蜜糖浆即可。

烹调小贴士

● 莲藕可生食，也可烹食，在选作食材时，要注意选择表皮黄褐色、肉厚皮薄的莲藕。在莲藕切片后，不宜存放时间过长，易发生霉变。

● 煮食莲藕时，不宜选择铁质炊具，易导致莲藕发黑。食用时，不宜与菊花同食，易引起肠胃不适。

直肠性便秘

多吃杂粮、蔬果，忌饮酒、浓茶、咖啡

A 直肠性便秘的症状和原因

直肠性便秘是指粪便已经进入了直肠之中，由于直肠黏膜感受器的敏感性减弱，直肠内的神经反应迟钝，不能引起便意，以致大肠不能及时蠕动，粪便长时间堆积在乙状结肠之中，从而造成了排便困难。早晨没有排便习惯、进食太少、饮水量不足、日常膳食中缺乏纤维素、痔疮和肛裂患者，以及经常灌肠的人，都容易罹患直肠性便秘。

A 疾病小知识

虽然膳食纤维能缓解便秘，但也会引起胀气和腹痛，尤其是胃肠功能差的人；虽然油脂有润滑肠道的作用，但如果过量食用，不仅可能加重便秘症状，还可能引起高血脂；虽然茶水有润肠通便作用，但茶也具有收敛作用，便秘的人过量饮茶，会使便秘加重。所以，便秘人士摄入体内的膳食纤维、油脂、茶水都要适量有度，过犹不及。

A 来自医师的忠告

大便的形状与饮水量密切相关。如果肠道中水分充足，大便就稀，如果肠道中的水分太少，大便就干结。所以，经常喝开水，有助于肠道保持足量的水分，帮助软化大便。另外，养成按时排便的习惯，使直肠能够对排便运动产生条件反射，尤其是每天早晨喝一杯淡盐水能增加粪便，刺激肠道蠕动，有助于排便。

这样搭配效果好

● 摄入足量的饮食，尤其是早餐一定要吃饱，才能促进肠道的蠕动。
● 其次，日常饮食不宜过于精细，注意与粗杂粮的搭配，能有效刺激肠道，促进肠道蠕动。
● 富含粗纤维的蔬菜和水果，足量的水与饮料，富含B族维生素和有润肠作用的食物，如各种粗杂粮、豆类、银耳、蜂蜜、芝麻等，都能有效改善直肠性便秘。

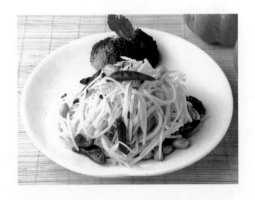

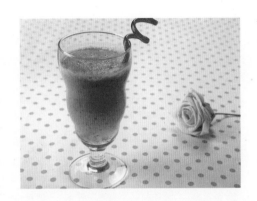

A 健康肠食大集合

『凉拌萝卜丝』

材料

A
- 白萝卜 400克
- 红辣椒 20克
- 白糖 30克

B
- 油炸花生 若干
- 调味品 适量

做法

1、萝卜洗净去皮切丝，红辣椒去籽去蒂切段。

2、热油化糖，加入醋，做成糖醋汁。

3、萝卜丝、辣椒丝、油炸花生入盘，淋上糖醋汁，加入调味品即可。

功效

健脾益胃，顺气助消化，对防治直肠性便秘有一定的疗效。

『凤梨草莓汁』

材料

A
- 凤梨 320克
- 草莓 80克

B
- 矿泉水 适量

做法

1、将凤梨削皮，洗干净，用盐水浸泡半个小时，切块。

2、草莓用清水洗净，备用。

3、将凤梨、草莓放入榨汁机中，加适量矿泉水榨汁即可。

功效

利尿通便，健脾和胃。

日常生活之食疗提醒
萝卜禁忌

☐ 白萝卜不宜与胡萝卜同食，不利于肠胃吸收营养物质。

☐ 萝卜不宜与橘子同食，经肠道分解后，易产生有害物质，诱发甲状腺疾病。

☐ 萝卜性寒，脾胃虚寒者不宜生吃萝卜。

☐ 在服用人参、西洋参时，不宜食用萝卜，会产生副作用。

A 健康肠食大集合

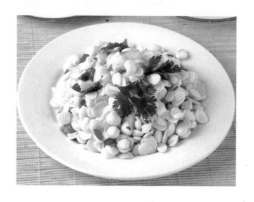 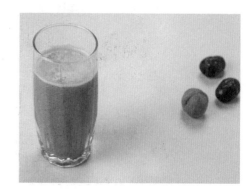

『凉拌杏仁』　　　　　　　『红薯红枣饮』

材料
A 杏仁　400克　B 红辣椒　1个
香菜　两棵
调味品　适量

材料
A 红薯　1个　B 纯净水　适量
红枣　6颗　白糖　少许

做法
1、红辣椒去蒂去籽、切碎，香菜洗净切段，杏仁煮熟沥干备用。
2、辣椒入油锅爆香，连带热油一起到入杏仁中。
3、加入香菜和调味品，拌匀即可。

做法
1、红薯洗净去皮切块，红枣洗净泡发去核。
2、将红薯和红枣放入锅中蒸熟取出。
3、将食材放入果汁机中，加水和糖榨汁即可。

功效
下气开胃，润肠通便。

功效
宽肠通便，健脾利胃，活血养颜。

日 常 生 活 之 食 疗 提 醒

红 薯 宜 忌

☐ 红薯不宜吃得过多，不利肠胃消化，易出现腹胀症状。

☐ 红薯和柿子不宜同食，易导致胃溃疡的产生，积食和消化不畅者也不宜多食。

☐ 红薯宜蒸熟吃，生红薯中的淀粉粒会影响肠胃的消化功能。

☐ 生杏仁微有毒性，要煮熟食用，且不宜多食。

健康肠食大集合

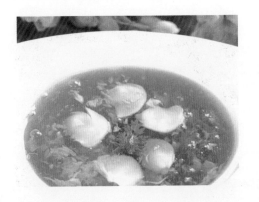

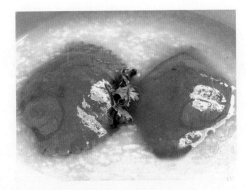

『 酸辣乌鱼蛋汤 』

材料	鸡蛋	1个		香菜	2棵
	A 乌鱼蛋	5个	B	调味品	少许
	高汤	适量			

做法

1、香菜切碎，乌鱼蛋去皮煮熟捞出。

2、高汤烧开，勾芡煮沸，鸡蛋打散倒入锅中，加香菜和调味品。

3、将做好的汤淋在乌鱼蛋上即可。

功效

健脾益肠道，补充营养，利于肠胃的消化和吸收。

『 私房蟹粥 』

材料	粳米	半碗		盐、味精	适量
	A 蟹	2只		酱油、香油	少许

做法

1、粳米水中浸泡1个小时，蟹清理干净，除去四脚。

2、蟹淋上料酒、酱油后，蒸熟，取出脱壳。

3、粳米煮烂，盛出，摆入蟹肉即可。

功效

香滑软绵，开胃助消化。

日常生活之食疗提醒
食 蟹 宜 忌

蟹肉含有丰富的蛋白质和微量元素，对人体有很好的补养作用，但要注意以下几个方面：

☐ 蟹肉味咸性寒，不宜单食，可与姜末醋汁同食，但脾胃虚寒者不宜多食。

☐ 忌食存放过久的熟蟹肉，且食用蟹肉后1小时内忌喝茶。

☐ 蟹肉忌与柿子同食，易引发腹泻。

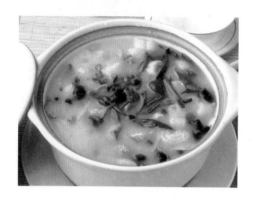 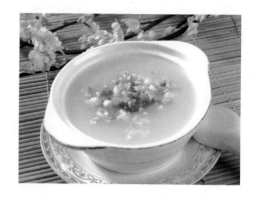

『 猴头山珍汤 』

材料	A	猴头菇	80克	B	木耳	适量
		金针菇	30克		大骨汤	少许
		香菇	30克		葱	半根
		海带丝	30克			

做法
1、木耳泡发，香菇、猴头菇切片，葱切段。
2、所有食材倒入大骨汤中，大火煮沸，小火炖1小时。
3、加入调味品拌匀，撒上葱花即可。

功效
浓香怡人，改善胃肠道功能，适用于慢性便秘患者。

『 海鲜蘑菇汤 』

材料	A	海蛎子肉	400克	B	火腿	100克
		口蘑	200克		葱、姜、盐	少许

做法
1、海蛎子肉、口蘑、火腿切块，葱剁碎、姜切片。
2、爆香葱、姜，煮沸高汤，将所有食材倒入，小火炖20分钟。
3、勾芡淋入锅中，加入调味品，煮沸即可。

功效
排毒养颜，防治便秘和糖尿病。

日 常 生 活 之 食 疗 提 醒

菌 类 常 识

食用菌类富含蛋白质、膳食纤维和维生素等，被人们称为"长寿食品"。

□ 金针菇不宜生食，可凉拌或者煮食，脾胃虚寒的人不宜多食。

□ 泡好的香菇要放在冰箱里冷藏，否则易导致其养分流失。

□ 猴头菇要完全炖熟，其营养成分才能完全析出。

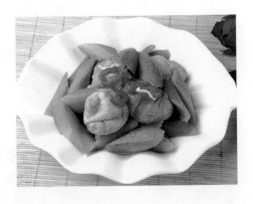
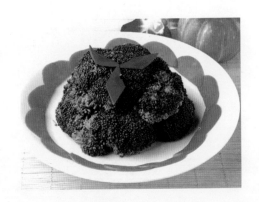

『油豆腐炒芹菜』

材料	油豆腐	100克	油		适量
A	芹菜	150克	B 盐、生抽		少许

做法
1、芹菜洗净切段，泡水15分钟，油豆腐对半切备用。
2、芹菜、豆腐依次下油锅中大火翻炒。
3、加入盐和生抽，拌匀翻炒一下即可。

功效
降低血压、血糖，防治老年便秘。

『清炒西兰花』

材料	西兰花	200克	姜、蒜	少许
A	胡萝卜	1根	B 盐、生抽	适量

做法
1、西兰花洗净切小块，焯水备用，姜、蒜切丝。
2、爆香姜、蒜后，放入西兰花速炒。
3、加入盐和生抽，拌匀翻炒一下即可。

功效
清爽可口，利尿通便。

日常生活之食疗提醒
豆腐宜忌

☐ 豆腐不宜和含有丰富草酸的食物同食，如菠菜、苋菜，易导致结石的产生。

☐ 豆腐不宜消化，而萝卜有助消化的功效，豆腐萝卜同食，可取长补短，缓解消化不良，健脾益胃，利尿通便。

☐ 豆腐性寒，不宜过食，尤其是儿童和老年人，易引起腹胀和痛风。

土豆

高纤维通肠道

[性味：味甘、性凉
别名：昆仑瓜、矮瓜]

土 豆学名马铃薯，对肠胃具有非常好的保健功效。土豆中含有极高的淀粉，能有效保护胃部黏膜，有助于胃溃疡症状的舒缓，改善胃痛症状，并防止胃部发炎。除此之外，土豆中还含有大量的维生素C和膳食纤维，它们能增强肠道的免疫力，防止肠道癌变的现象产生。土豆可以治疗消化不良和食欲不振，甚至还能治疗便秘，因此是胃肠病患者的良好保健蔬菜。

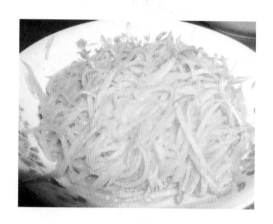

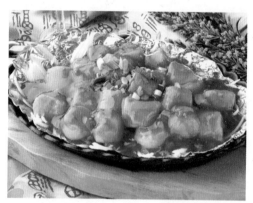

『凉拌土豆丝』

材料 A
| 土豆 | 300克 |
| 醋 | 适量 |

B
| 香油 | 少许 |
| 葱、姜、蒜 | 适量 |

做法

1、土豆洗净去皮切丝，水中浸泡20分钟去淀粉，反复冲洗后沥干。

2、葱、姜、蒜切丝，油锅爆香，放入土豆丝翻炒，加醋和调味品即可。

『红烧土豆』

材料 A
| 土豆 | 500克 |
| 酱油、番茄酱 | 适量 |

B
| 葱姜 | 少许 |
| 淀粉 | 适量 |

做法

1、土豆洗净去皮切块，葱、姜切丝，油锅爆香后，加入酱油、番茄酱和少许清汤煮沸。

2、勾芡，放土豆块，大火煮沸后，小火慢炖，加入调味品即可。

烹调小贴士

● 土豆中维生素C的含量非常丰富，在烹调加热时，不易遭到破坏，在饮食中加入土豆，可以协助清除肠道毒素。

● 土豆的外皮上如果长芽，烹调时一定要将芽彻底去除。因为这种芽含有一种叫做龙葵素的毒素，食后会使人中毒。

巧搭饮食，
解决让人烦恼的肠道疾病

第3章

改善自己的饮食结构和饮食习惯，是对抗肠胃疾病的有效手段。首先要找准身体不适的原因，根据病因对饮食进行调节。待病症转好时，再维持一种健康的饮食习惯，才能使肠胃状态保持良好。

慢性腹泻怎么吃

少食高蛋白、高脂肪食物

A 慢性腹泻的症状和原因

排便次数明显超过日常频率，粪质稀薄，粪便中含有没有消化的食物或脓血，称为腹泻。慢性腹泻属于功能性腹泻，主要是由于肠道功能紊乱引起的，例如结肠过敏、情绪不良、消化不良等。主要症状表现为腹痛、胀气，稀便和硬便交替出现。慢性腹泻通常病程长，容易反复发作，所以要积极对症治疗，以免延误病情。

A 疾病小知识

如果频繁有便意，里急后重，但每次排便量少，或者只排出少量气体和黏液，粪便颜色较深，大多呈黏冻状，有时混有脓血，下腹或左下腹疼痛，便后疼痛稍微减轻，多属于直肠或乙状结肠病变；每次排便量较多，腹泻次数相对较少，没有里急后重的症状，粪便稀烂呈液状，颜色较淡，脐部间歇性阵发性绞痛，伴有肠鸣音亢进，通常属于小肠病变。

A 来自医师的忠告

慢性腹泻通常是由于急性腹泻演变而来的，所以，一旦出现急性腹泻，要彻底根治，以免久治不愈成为慢性腹泻；日常饮食注意卫生，有节制，不吃变质食品，不要贪食油腻生冷食品。注意腹部保暖，避免受凉。经常做腹部按摩，养成定时运动的好习惯，能够增强体质，提高免疫力。

这样搭配效果好

- 以低脂少渣的饮食为主，以免加重胃肠道的负担，刺激胃肠蠕动过快而引起腹泻。
- 腹泻时，尽量少吃富含粗纤维的蔬菜和水果，可以适量喝鲜榨果汁、番茄汁补充维生素；适量吃细挂面、粥、烂饭，能减轻腹泻症状。
- 薏仁、山药、大枣、莲子、粟子、芡实、扁豆、茶叶、大蒜、食醋均有健脾止泻的作用，可以适量多吃。
- 蜂蜜、香蕉、无花果、芝麻、麻油、花生仁、瓜子、核桃仁容易引起腹泻，尽量少吃。

A 健康肠食大集合

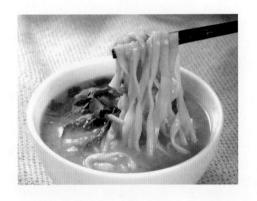

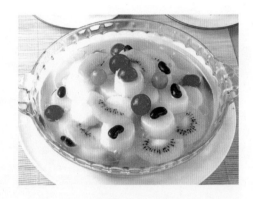

『糊汤面』

材料	A	面条	300克	B	香菜	适量
		番茄	1个		调味品	适量
		鸡蛋	1个			

做法

1、番茄在油锅中翻炒片刻，添水适量。

2、煮开后放入面条，加入适量调味品。

3、鸡蛋打入锅中搅碎，出锅后撒上香菜即可。

功效

养胃，易于肠胃的消化和吸收，可防治由暑湿所致的腹泻。

『水果山药粥』

材料	A	山药	400克	B	樱桃	10个
		猕猴桃	1个		青提	5个
		黑豆	20克		冰糖	70克

做法

1、山药、猕猴桃去皮、切片、黑豆煮熟备用。

2、锅内加水适量，放入山药、黑豆，大火烧开后转为小火炖半个小时，放入猕猴桃片、冰糖。

3、起锅前放入樱桃、青提即可。

功效

滋养脾胃，渗湿止泻，可缓解脾虚引起的慢性腹泻。

日常生活之食疗提醒
山药禁忌

☐ 山药性温，吃火锅的时候尽量不要吃山药，以免加重肠胃的负担，造成胃火过旺。

☐ 女性乳腺癌患者及男性前列腺癌患者不宜吃，容易引起炎症加重患者不适症状。

☐ 不宜与碱性食物同吃，二者相克。

☐ 大便干燥者不宜多吃山药。

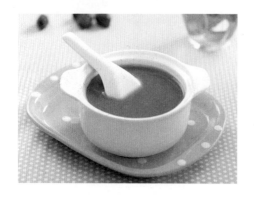
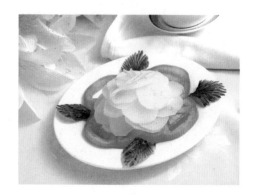

『薏米红豆糊』

材料	A	薏米	50克	B	红枣	5颗
		红豆	30克			

做法
1、薏米、红豆洗净用温水浸泡6～7个小时，红枣洗净去核。
2、三种材料一起放入豆浆机，做好后倒出糊即可。

功效
健脾祛湿、和胃涩肠。

『爽口山药』

材料	A	山药	400克
		番茄	1个
		黄瓜	1段

做法
1、山药切片后用白醋洗净黏液，番茄切片后摆在盘底，黄瓜切片装饰。
2、把洗好的山药片放入盘内即可。

功效
口感脆嫩，主要用于脾虚引起的久泻不止。

日常生活之食疗提醒
薏 米 宜 忌

□ 孕妇忌早起食用，以免引起孕妇流产现象。

□ 汗少、便秘者禁食，否则容易加重身体不适症状。

□ 消化功能弱的小孩以及老弱的老人禁食，否则很难被身体消化吸收。

□ 身体有炎症者以及皮肤容易长痘痘、渴望美容的人比较适合吃薏米。

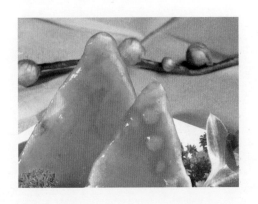
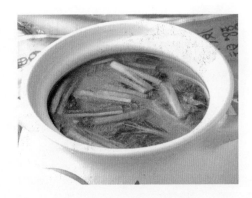

『果味淮山药泥』

材料	A	淮山药粉	300克	B	白糖	80克
		豌豆	20克		淀粉	10克
					植物油	20克

做法
1、将淮山药粉放入碗中加白糖、水调成糊状，上锅蒸熟。
2、锅内放油烧热后，放入淮山药糊炒至浓稠后定形，用豌豆做装饰，浇上淀粉汁。

功效
滋肾养胃，常用来辅助治疗食少体倦、泄泻等症。

『蔬菜汤』

材料	A	青菜	300克	B	葱	150克
					姜	10克
					红枣	5个

做法
1、葱切段备用，青菜洗净备用。
2、锅内放油烧热后放入姜烹香，放入清汤、红枣煮沸，再放入青菜加入盐等调味品即可。

功效
清淡滋养，易吸收，平衡身体水分。

日常生活之食疗提醒
腹泻忌食

□ 忌食生冷的瓜果，生冷瓜果不仅不利于消化吸收，还有可能加重腹泻的情况。

□ 忌食凉拌菜，凉拌菜也属于生冷食物，多吃容易加重肠胃负担，而且不宜消化。

□ 忌食坚硬不宜消化的食物。

□ 忌食辣味、酸味以及重口味的食物。

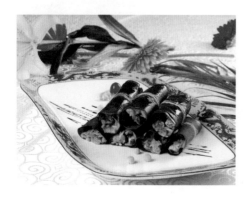

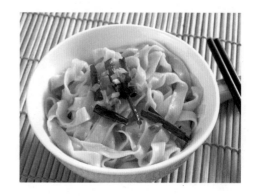

『粽香糯米鹿排』

材料　A　鹿排骨　　300克　B　调味品　适量
　　　　　糯米　　　100克

做法
1、鹿排骨洗净切条，油锅爆香花椒，放入排骨和调味品烧至熟烂。
2、糯米洗净放电饭锅蒸熟，加入排骨汁拌匀，做成馅。
3、糯米包住排骨，粽叶裹紧，蒸锅蒸10分钟即可。

功效
美味可口，适用于脾胃虚寒所致的泄泻等症。

『阳春面』

材料　A　面条　　　400克　B　调味品　适量
　　　　　葱　　　　60克

做法
1、面条用开水煮好，放入碗中。
2、将调好的调味品浇在面条上。
3、将葱丝放在面条上，拌匀即可食用。

功效
清爽、滋养肠胃。

日常生活之食疗提醒
饮食禁忌

□ 少吃多油多脂类食物，以免给肠胃增加负担，加重腹泻的症状。

□ 少吃含糖量高的食物，饮食应该以促消化的清淡食物为主。

□ 少喝牛奶，腹泻患者常喝更容易加重腹泻的情况。

□ 尽量少吃油炸类食物，不容易被身体消化吸收。

鲫鱼

清淡、营养、促消化

[性味：性平温、味甘]
[别名：鲫瓜子、喜头]

鲫 鱼是我国常见淡水鱼类之一，营养丰富，物美价廉。鲫鱼肉质鲜美，含有丰富的蛋白质，不仅有益消化吸收，而且能够滋补肠胃、提高人体记忆力。在日常生活中，可以说是养胃健脾的食疗佳品，在防治慢性腹泻或者痢疾方有很好的功效。鲫鱼具有很好的滋补作用，非常适合脾胃虚弱以及身体状况不好者食用，尤其是老人与小孩。

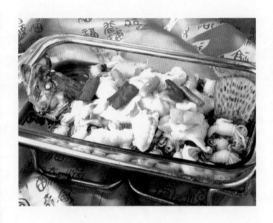

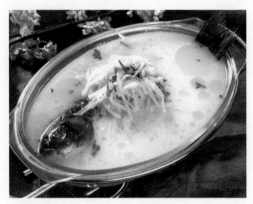

『清蒸鲫鱼』

材料	A	鲫鱼	1条	B	青红辣椒	适量
		粉丝	80克			

做法

1、鲫鱼肉切片，用适量调味品腌20分钟，上锅蒸熟。

2、将泡好的粉丝放入，用烹好的汤汁浇在蒸好的鲫鱼上即可。

『萝卜丝鲫鱼汤』

材料	A	小鲫鱼	两条	B	调味品	适量
		大白萝卜	半个		葱花	适量
					香菜	适量

做法

1、油锅烧热后，放入切断的葱及两条鲫鱼，翻炒片刻后，添水大火烧开，煮20分钟。

2、转为小火，放入切好的萝卜丝炖半个小时，最后放入调味品即可。

烹调小贴士

● 烹饪前，把鲫鱼放在牛奶中浸泡一会儿，可帮助去除腥味，还有提鲜的作用。

● 烹饪时，鲫鱼宜和陈皮一起煮，健脾益胃的功效更显著。

● 由于鲫鱼生长时间较长，因而比较适合炖汤。汤汁不仅营养丰富，而且鲜嫩易消化。

痢疾怎么吃

Q&A

多吃清淡而且容易消化的食物

A 痢疾的症状和原因

痢疾是一种急性肠道传染病，主要症状为发热、腹痛、里急后重、大便脓血。如果患者发病急，感染了疫毒，还会伴有突然高热、神智昏迷、惊厥、全身中毒等症状。每年的夏季和秋季是痢疾的高发季节。这种疾病主要是通过粪便、饮食传染的，尤其是不注意个人卫生的人以及幼儿最容易患病。

A 疾病小知识

痢疾的传播方式主要有四种，第一种是通过食物进行传播，痢疾杆菌在食物上可大量繁殖，因此食物污染是痢疾暴发的重要原因；第二种是通过水源进行传播，第三种是通过在日常生活中与带有痢疾菌的事物及人进行接触而受到传播，第四种是通过苍蝇等蚊虫进行传播。

A 来自医师的忠告

痢疾是可以预防的。要有效预防痢疾，首先要搞好环境卫生，尤其要加强对厕所和粪便的管理；其次，需要加强对日常饮食卫生和水源的管理，饭前便后都要养成勤洗手的习惯，并且要尽量保证饮食的新鲜和干净，不喝生水；最后，在日常饮食方面要有规律，膳食结构要均衡，饮食要有节制，不暴饮暴食，以免加重胃肠的负担，降低肠道的免疫力。

这样搭配效果好

- 患者在急性发作期，最好暂时禁食，或者少量吃一些容易消化的藕粉、糯米粥、半流质面食等，忌食肉。可以喝脱脂奶、蛋花汤。
- 患者在急性发作期，可以喝一些蔬果汁为肠道补充维生素。
- 患者在恢复期可以适量食用纤维含量低的蔬果，如西红柿、冬瓜等。

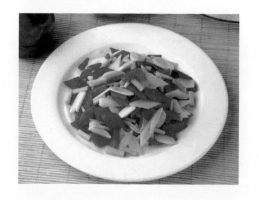

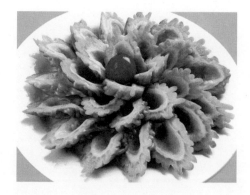

『蒜香胡萝卜片』

材料	A	大蒜	150克	B	蒜薹	100克
		胡萝卜片	300克		红柿子椒	100克
					调味品	若干

做法

1、大蒜切条状，红柿子椒切片状。

2、锅内放油烧热后，放入少量大蒜，出味后，放入胡萝卜片，蒜薹翻炒，随后放入大蒜、红柿子椒，起锅前放入调味品即可。

功效

杀菌消炎、清热解毒，对防治痢疾有一定的作用。

『冰梅苦瓜』

材料	A	苦瓜	1个	B	盐	3克
		冰梅	5个		调味品、香油	适量

做法

1、苦瓜切成圆薄片，去除白瓤，在水中焯一下，捞出。

2、将捞出的苦瓜放入盘中，浇上盐、调味品、香油。

3、拌匀后摆上冰梅。

功效

清热解毒、除烦止痢。

日常生活之食疗提醒

苦 瓜 宜 忌

☐ 脾胃虚寒的人忌生食苦瓜，苦瓜性寒凉，会加重脾胃虚弱的症状，严重者还会导致腹泻。

☐ 低血糖的人不宜多吃，苦瓜有减肥的作用，容易导致低血糖患者昏厥的症状。

☐ 苦瓜比较适合夏季吃，也是高血压、高血脂以及减肥者选作食疗食物的首选。

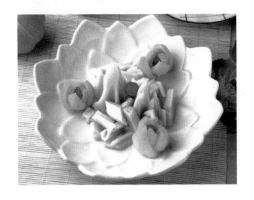
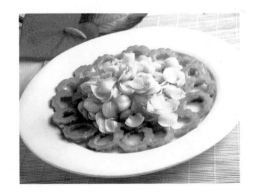

『炒藕片』

材料	A	藕	1节	B	盐	3克
		青菜	100克		调味品	适量

做法

1、藕切条状，青菜洗净备用。

2、锅内放油烧热后，放入藕翻炒。

3、将出锅前，放入青菜、盐、调味品翻炒均匀后即可。

功效

莲藕中所特有的鞣质，有健脾止泻的作用。

『苦瓜拌百合』

材料	A	苦瓜	1个	B	盐	3克
		鲜百合	50克		调味品	适量
		黄豆	20克			

做法

1、苦瓜洗净、切圆片，百合洗净，二者分别在水中焯一下，黄豆煮熟。

2、将盐、调味品香油调和，浇在苦瓜、百合、黄豆之上即可。

功效

清热解毒，祛暑止痢。

日常生活之食疗提醒
痢疾忌食

□ 忌食肉类以及动物内脏，这类食物不仅不利于消化，而且不利于肠胃的恢复。

□ 忌食芹菜、韭菜等粗纤维食物，粗纤维的食物本身起到促消化的作用，会加重痢疾的症状。

□ 忌食油煎、炸的食物，此类食物不利于消化，加重肠胃负担，导致身体不适。

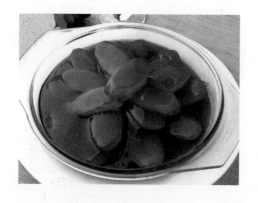

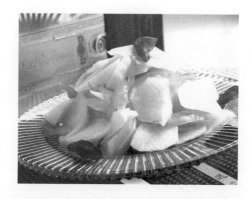

『 拔丝山药 』

材料	A	山药	400克	B	淀粉	100克
		白糖	200克		植物油	适量

做法

1、山药切片，在清水中泡一下之后，控干水分，放入淀粉中，充分蘸满后，放入热油锅内炸好备用。

2、在锅内少许油，放入白砂糖，待其充分变稀后，放入炸好的山药片，翻炒均匀后关火即可。

功效

可防治热毒血痢，对治疗肠道传染病有一定的功效。

『 川味萝卜 』

材料	A	白萝卜	1个	B	盐	10克
		泡菜	50克		白醋、糖	适量
					香油、姜	适量

做法

1、白萝卜切片状，泡菜切丝，放入盘中。

2、将盐等各种调味品调匀，浇在白萝卜上。

3、腌半个小时即可。

功效

利尿顺气，调整肠胃机能，在防治慢性痢疾方面有一定的疗效。

日 常 生 活 之 食 疗 提 醒

白 萝 卜 宜 忌

☐ 白萝卜性寒，不适宜脾胃虚寒者食用，容易给肠胃带来一定的负担。

☐ 有轻微腹泻者也不宜食用，会加重腹泻症状。

☐ 白萝卜不能和橘子同食，否则易引起甲状腺肿大。

☐ 用白萝卜片敷面能够起到美容的作用，还能够淡化色斑。

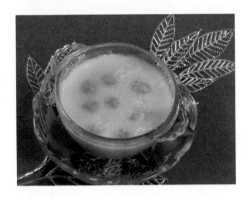

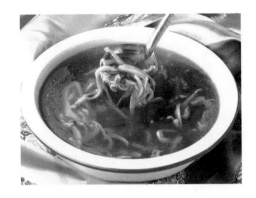

『南瓜小米粥』

材料	A	南瓜	200g	B	枸杞	适量
		小米	150g		水	适量

做法

1.南瓜切薄片，小米淘净。

2.锅中放水，煮开后加入南瓜，小米，大火烧开。

3.改小火熬至小米开花，南瓜煮化，加枸杞煮3分钟。

功效

健脾养胃，温中止泻。

『酸辣肚丝汤』

材料	A	肚丝	300克	B	红辣椒	5克
		木耳丝	100克		葱、姜	适量
					调味品	少许

做法

1、油锅烧热后放入红辣椒、葱姜出味，然后放入高汤煮开。

2、放入肚丝、木耳丝再次煮沸。

3、放入生抽、调味品等即可。

功效

健脾补虚，益气养胃，可防治腹泻、痢疾、尿频。

日常生活之食疗提醒

饮 食 小 常 识

□ 患有痢疾的人，平时应注意多补充身体所需水分和电解质，多食用一些清淡食物，如藕粉、粥等。

□ 尽量避免吃脂肪多的食物，以免造成肠胃的负担，加重病情。

□ 注意多食用碱性食物，改变平日不良的饮食习惯。

白萝卜

既杀菌又通肠

[性味：性辛凉、味甘]
[别名：盘菜]

白 萝卜是一种随处可见的蔬菜，能够顺气、清热解毒，作为普通蔬菜，具有一定的食疗养生功效，尤其在健脾养方面，功效更为显著。萝卜中的维生素C含量很高，对提高人体免疫力有一定的作用。萝卜中含有氨基酸、葡萄糖等物质，除了清理肠道的作用外，还可杀菌消炎，在防治慢性痢疾方面，也有一定的功效。

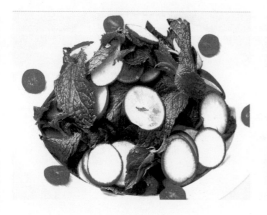

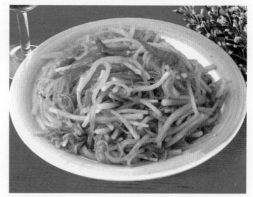

『十香萝卜』

材料 A			材料 B	
萝卜	1个		盐、白醋	少许
十香	100克		糖、调味品	适量
圣女果	3个			

做法

1、萝卜切片，放入盘中。十香洗净放入盘中，圣女果洗净，切片摆于盘中。

2、将盐等调味品调匀后浇在萝卜上拌匀，腌半个小时即可。

『萝卜炒粉丝』

材料 A			材料 B	
萝卜	1个		红干辣椒	5克
粉丝	200克		盐、植物油	适量
			调味品	少许

做法

1、萝卜切丝，粉丝用水泡好。

2、锅内放油烧热后放入红辣椒出味，放入萝卜、粉丝翻炒，八分熟时放入盐等调味品调匀后出锅即可。

烹调小贴士

● 白萝卜生食、熟食均可，但熟食营养最为丰富。烹调时，白萝卜不宜与人参搭配，会抵消营养，因为人参属温热，而萝卜属寒凉。

● 白萝卜不能与胡萝卜同煮，否则会影响白萝卜中维生素C的营养。饭前或者饭后半个小时不宜生吃白萝卜。

呕吐怎么吃

多吃养阴生津食物，忌油腻及辛辣

A 呕吐的症状和原因

呕吐主要是由于食管、胃、肠道呈逆蠕动，伴有腹肌强力痉挛性收缩，迫使食管或者胃中的内容物从口和鼻腔涌出。通常表现为上腹部明显不适，并且经常伴有头晕、流口水等症状。引起呕吐的原因很多，例如，消化道出现梗阻，比如先天性消化道发育畸形、肠套叠等；消化道出现感染性疾病，比如肠炎、胃炎、阑尾炎等；身体功能异常，比如全身性感染、代谢障碍等，都有可能引起呕吐。

A 疾病小知识

根据呕吐发生时伴随的不同症状，可以初步判断病情。脑出血、脑梗塞通常会引起喷射状呕吐，并伴有头痛、颈发硬、血压高、昏迷、偏瘫、失语等症状；脑膜炎、脑炎通过引起喷射状呕吐，并伴有发热、头痛的症状；内耳眩晕症、小脑疾病引起呕吐，并伴有眩晕、眼震等症状；食物中毒、胃肠炎引起呕吐，并伴有腹泻症状。

A 来自医师的忠告

呕吐时，最好在4～6小时内禁食、禁饮水，以防误入气管；呕吐停止后再逐渐恢复进食饮水。患者昏迷时，头呈侧位，及时擦净口腔中的呕吐物，禁止用毛巾堵住鼻孔和口腔，以免呕吐物呛入气管。如果呕吐不严重，可以适量服用安定、阿托品、吗丁啉等镇静、止吐药。如果呕吐严重，应尽快送医院诊治。

这样搭配效果好

- 呕吐期间，可以选择小米、麦粉、大豆、豇豆等杂粮食物，也可以适量吃一些牛奶、鸡蛋、瘦肉、鱼肉。
- 蔬果可以选择维生素含量丰富的苹果、甘蔗、香蕉、葡萄、山楂、乌梅、西瓜等。
- 可以用野菊花煎水，加糖，代茶饮；或者用生姜、竹菇煎水代茶饮，均有止呕作用。

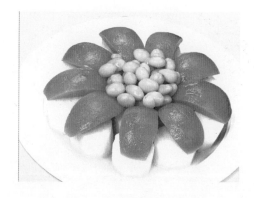 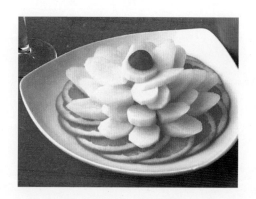

『 白果扣山药 』

材料	A	白果	200克	B	黄桃罐头	适量
		山药	300克			

做法

1、白果煮熟后备用，山药去皮洗净后放入锅中煮熟，然后装盘中。

2、将黄桃罐头摆在山药上做造型，然后将煮好的白果摆放在盘中，浇上适量罐头汁即可。

功效

健脾和胃，可防治胃气上逆，呕吐不下等症。

『 芋头拌橙片 』

材料	A	芋头	300克	B	白糖	适量
		橙子	1个			
		圣女果	1个			

做法

1、将芋头洗净切片后上锅蒸熟。

2、橙子切片后摆放在盘子中。

3、将芋头摆放在橙片上面，并撒上一层白糖，最后用圣女果点缀即可。

功效

平衡人体电解质，可防治胃酸过多引起的呕吐症状。

日常生活之食疗提醒
橙子禁忌

□ 尽管橙子能够健脾开胃，缓解呕吐，但是如果是饭前空腹食用，反而会刺激肠胃。

□ 如果长期过量食用橙子，容易使皮肤发黄，另外，吃完橙子后应该注意刷牙。

□ 橙子与牛奶不可同食，否则对消化吸收不利，吃橙子前或者后1小时之内不应喝牛奶。

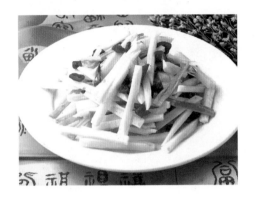

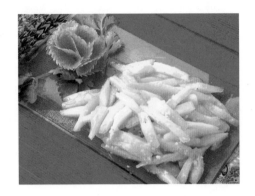

『 凉拌山药 』

材料	A	山药	400克	B	油、调味品	适量
		青椒	100克			
		红辣椒	8克			

做法

1、山药切长条状，在开水中焯一下。

2、青椒切丝与山药一起放入盘中。

3、红辣椒在热油中烹一下，关火后将调味品调匀，浇在山药上即可。

功效

滋阴养胃，降逆止呕。

『 凉拌笋片 』

材料	A	笋	500克	B	大蒜	150克
					香油、调味品	适量

做法

1、笋切片后，在开水中焯一下，大蒜洗净，捣碎。

2、将捣碎的大蒜用调味品调匀后，浇在笋片上。

3、淋上香油即可。

功效

清淡爽口，可以防治孕期呕吐。

日 常 生 活 之 食 疗 提 醒

饮 食 小 常 识

☐ 患有肠胃疾病的人在夏季的时候，很容易由于饮食不当旧病复发，应该注意不能吃辛辣的刺激食物。

☐ 呕吐后一般会引起食欲下降的现象，饮食上应该以清爽、开胃为主。

☐ 肠胃不适者，应该多喝粥类以滋养肠胃，缓和胃部不适。

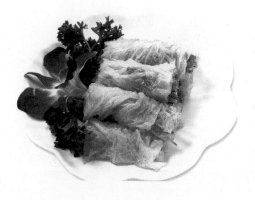

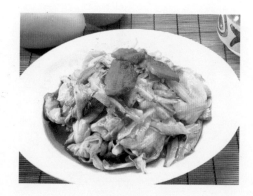

『包菜三丝』

材料
A
包菜	300克
青辣椒	100克
紫萝卜	100克
笋丝	100克

B
| 盐、香油 | 适量 |
| 调味品 | 适量 |

做法

1、将青辣椒洗净、切丝，紫萝卜洗净、切丝，笋丝备用。

2、将三丝用调味品调匀后腌半个小时，然后将包菜用开水烫一下。

3、包裹住三丝，淋上香油即可。

功效

疏肝解气、调理肠胃，可缓解呕吐症状。

『风味酱萝卜』

材料
A
| 白萝卜 | 2个 |
| 面粉 | 300克 |

B
| 甜面酱 | 300克 |
| 盐、醋等调味品 | 适量 |

做法

1、白萝卜洗净，切长条状，裹上一层面粉后在油锅里炸一下，捞出。

2、将炸过的萝卜与甜面酱一起在锅中炒一下，加入适量调味品即可。

功效

消食下气，有助于防治干呕。

日常生活之食疗提醒

饮 食 原 则

□ 肠胃不适患者，一日三餐必须定时定量，有益于消化。

□ 吃饭的时候，应养成细嚼慢咽的习惯，充分咀嚼能够帮助消化吸收，同时还能够减轻肠胃的负担。

□ 在休息的时候，应该注意保暖胃部，以免胃部受寒引起不适。

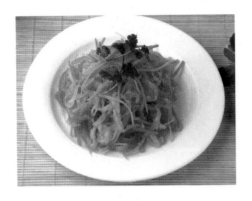

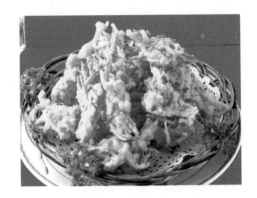

『拌萝卜丝』

材料	A	白萝卜	300克	B	香菜	5克
		胡萝卜	50克		香油、盐	适量
					白醋、调味品	适量

做法

1、白萝卜切丝，胡萝卜切丝后在水中焯一下，放在盘中备用。

2、将盐、醋等调味品调匀后撒在萝卜丝上腌半个小时，淋上香油放上香菜即可。

功效

提高肠胃的消化功能，缓解呕吐症状。

『农家萝卜丝』

材料	A	白萝卜	2个	B	植物油	适量
		淀粉	200克		调味品	适量

做法

1、白萝卜洗净，切丝后控干水分，裹上一层淀粉。

2、将调味品调匀后倒入白萝卜中，搅匀，捏成团状。

3、在油锅中炸至金黄色即可。

功效

解积食，化胃热，有助于防治胃酸过多引起的呕吐。

日常生活之食疗提醒

健 康 饮 食

☐ 常食用一些帮助消化的食物可缓解呕吐症状，比如山楂、萝卜等食物。

☐ 防治呕吐还可以食用一些养阴的粥类食物，比如小米粥、鸡蛋羹等。

☐ 幼儿呕吐可食用一些健脾益肠道的食物，如粳米、莲子、大枣等食物。

芦荟

绿色美容保健

[性味：性寒、味苦]
[别名：卢会]

芦

荟既具有食用价值，又具有药用价值，同时也是人们比较喜欢种植的盆栽之一。其品种繁多，食用芦荟具有杀菌消炎、健脾止呕的功效。同时还有止痛、防晒、延缓衰老、清热的作用。芦荟不仅可以吃还可以外敷，不过食用芦荟的时候应该特别小心，有些人对芦荟容易过敏，在吃之前应该做皮试。

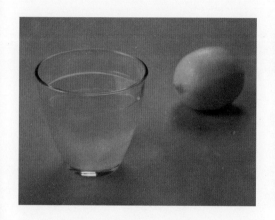

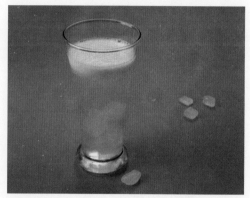

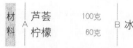

『芦荟柠檬果汁』

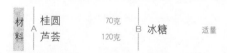

『桂圆芦荟冰糖露』

材料 A 芦荟 100克　柠檬 60克　B 冰块 少许

做法
1、芦荟洗净去皮切块；柠檬洗净切片，然后放入榨汁机内。
2、榨汁后，取汁加入冰块即可。

材料 A 桂圆 70克　芦荟 120克　B 冰糖 适量

做法
1、将桂圆洗净取肉；芦荟洗净去皮切块，放入榨汁机内。
2、榨汁后，取汁加入冰糖搅拌均匀即可。

烹调小贴士

● 在选择食用芦荟的时候，最好先咨询专业人士，有很多芦荟不适宜食用，尤其是想要美容者，应该谨慎挑选。

● 在烹饪时没有用完的芦荟，要放在通风干燥的地方保存。虽然芦荟有益肠胃，但食用过多会中毒，所以每人每天最多不可超过15克。

腹胀怎么吃

合理调整饮食结构，拒绝腹胀

A 腹胀的症状和原因

腹胀是一种常见的消化系统症状，主要是由于胃肠道内存在过量气体，导致腹部胀大、皮色苍黄，甚至脉络暴露、腹皮绷紧如鼓等症状。引起腹胀的原因很多，摄入人体的食物异常发酵，吃东西时吸收了大量空气，胃肠道出现气体吸收障碍，以及腹腔肿瘤等，都有可能引起腹胀。腹胀通常伴有呕吐、腹泻、嗳气，部分腹部或者全腹部出现膨隆等症状。

A 疾病小知识

腹胀就医具体应该挂什么科呢？如果腹胀伴有嗳气、反酸、腹泻的症状，并且在进食后症状加重，应该挂消化内科；如果腹胀、腹痛属于急性发作，并伴有呕吐、不排气、不排便等症状，或者慢性腹胀伴右上腹疼痛，在进食了油腻食物后症状加重，应挂普通外科；经常腹胀，并伴有腰酸、白带多的女性，应挂妇科。

A 来自医师的忠告

吃东西应尽量细嚼慢咽，饮食有节制，不要一次吃太多，尽量少食多餐。尽量少喝或不喝碳酸饮料，不吃口香糖，少用吸管喝饮料，少吃含有果糖或者山梨醇（糖）的食物或者甜点。豆类食品要煮烂后再吃。饭后适当运动，不要一味枯坐，温和轻缓的运动有助于消化。

这样搭配效果好

- 薄荷茶、柑橘茶有助于缓解肠胃胀气。
- 如果高脂肪食物吃太多不消化，可以适量摄入富含纤维的食物，帮助肠道排便通气，有助于缓解腹胀。
- 像土豆、面食、豆类、卷心菜、花菜、洋葱等不宜吃太多，因此这些食物容易在肠胃中制造胀气；炒豆子、硬煎饼等硬性食物不易消化，也容易产生胀气。

A 健康肠食大集合

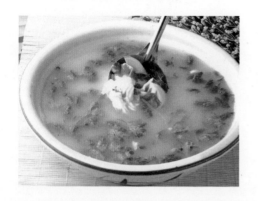

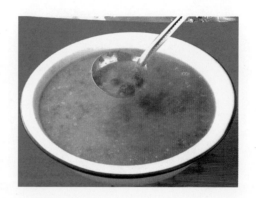

『青鱼皮蛋汤』

材料	A	青鱼肉片	500克	B	香油	适量
		皮蛋	1个		调味料	适量
		香菜	20克			

做法

1、青鱼片放入水中大火烧开，转为小火炖半个小时，放入皮蛋片。

2、将香油与调味品调匀浇在汤水中。

3、沸后煮20分钟关火，撒上香菜即可。

功效

健脾和胃，补中益气。

『红枣小米粥』

| 材料 | A | 小米 | 300克 |
| | | 红枣 | 6个 |

做法

1、小米、红枣洗净备用。

2、将小米和红枣一起放入清水中，大火烧开后转为小火。

3、小火慢炖半个小时，待小米熟烂后关火即可。

功效

滋补脾胃，调理肠道，适用于消化不良引起的腹胀。

日常生活之食疗提醒
皮蛋禁忌

☐ 皮蛋中铅、汞的含量比较高，儿童最好不要吃，以免引起重金属中毒现象。

☐ 皮蛋中细菌含量比较高，为了避免中毒现象，可以上锅蒸5分钟以上进行消毒。

☐ 多吃皮蛋对人们的身体有很大的伤害，容易引起人体钙的流失或者智力下降等现象。

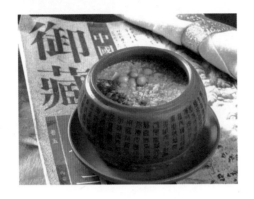
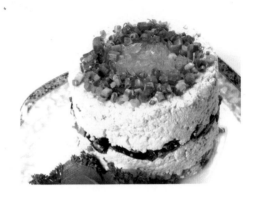

『酸辣豆花汤』

材料

A | 豆腐脑 | 500克
花生米 | 80克

B | 大葱 | 50克
馓子 | 50克
调味品 | 适量

做法

1、大葱切丝备用，将调味品调匀后备用。

2、豆腐脑煮熟后出锅。

3、撒上花生米、切碎的馓子，调入调味品即可。

功效

美味滋养，益脾开胃，解积食。

『豆腐墩』

材料

A | 豆腐 | 300克
香菇 | 100克
笋 | 100克

B | 葱 | 50克
香油、调味品 | 适量

做法

1、豆腐上锅蒸后切成碎末，香菇、笋切成碎末。

2、将香油等调味品调匀后，豆腐做成造型，一半先铺好，中间铺上香菇、笋。

3、扣上余下的豆腐，上锅蒸熟后淋上调味品即可。

功效

益气润燥，清洁肠胃，可缓解肠胀气。

日常生活之食疗提醒
豆腐脑禁忌

□ 煮豆腐脑时，不宜跟草酸含量高的食物一起，但烹饪前将食物用开水焯一下，即可同食。

□ 豆腐脑不适合于蜂蜜同食，易造成肠胃不适，导致腹泻。

□ 胃寒、胃酸过多的人应忌食豆腐脑，另外，有遗精梦泄症状的人也不可食用。

A 健康肠食大集合

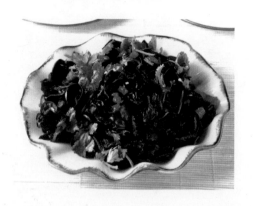
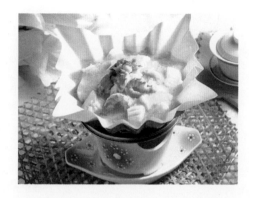

『凉拌木耳』

材料	A	黑木耳	300克	B	红辣椒、醋、盐	适量
		香菜	80克			

做法

1、黑木耳泡开之后，放入开水中焯一下，捞出过凉水放入盘中，撒上香菜。

2、将盐、醋、红辣椒、香油等调味品，调匀后浇在黑木耳上拌匀即可。

功效

吸附消化道中的垃圾，解积食，有清胃涤肠的作用，可缓解腹胀。

『虾仁豆腐羹』

材料	A	豆腐	300克	B	淀粉	20克
		虾仁	150克		调味品	适量
		竹笋	100克			

做法

1、豆腐切丁，竹笋切断，油锅烧热后放入葱、姜出味，然后放入清水，豆腐煮开。

2、放入虾仁、竹笋，倒入适量生抽。

3、然后用淀粉勾芡，调入适量调味品即可。

功效

清爽、易消化。

日常生活之食疗提醒
食虾禁忌

☐ 上火的人不适宜吃虾，有支气管炎或者皮炎症状的人不宜吃虾。

☐ 虾仁性寒，吃的时候，最好搭配葱、姜等，有杀菌的作用。

☐ 吃虾等海鲜类时，配上温补的黄酒比较合适。

☐ 食用虾时，不宜吃冷掉的虾肉，且一定要熟食，以免引起食物中毒。

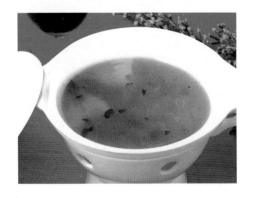 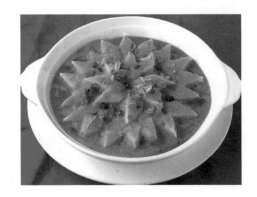

『 果味粥 』

材料	A	菠萝	100克	B	红枣	30克
		银耳	20克		冰糖	1匙
		莲子	20克			

做法
1、莲子、银耳用温水泡发，莲子去心。
2、银耳、莲子放入锅中，加水、冰糖煮开，小火炖45分钟。
3、放入红枣、菠萝块，继续炖3分钟即可。

功效
酸甜爽口，健脾养胃，增加肠胃蠕动，缓解便秘和腹胀。

『 莲花豆腐 』

材料	A	豆腐	400克	B	红油	适量
		芝麻酱	200克		葱、姜	适量

做法
1、将豆腐切成菱形，在开水中焯一下摆在盘中。
2、红油烹热后放入葱姜出味。
3、将红油以及芝麻酱等调味品调匀，倒在摆好的豆腐上，上锅蒸熟即可。

功效
健脾养胃，滋润营养。

日常生活之食疗提醒
鸡汤禁忌

□ 鸡汤属于温补的食物，因此上火的人不适宜喝，否则会加重上火症状。

□ 鸡汤不适宜高血压患者，因此这类人群应该少喝鸡汤。

□ 鸡汤往往会有很多油，可以尝试在做之前把鸡油去掉或者将面包片放入鸡汤中吸油。

甘薯

高纤维健胃肠

[性味： 性平、味甘]
[别名： 山芋、红薯、地瓜]

甘薯在我国被广泛种植，是人们普遍喜爱的食物之一。甘薯中含有丰富的蛋白质、糖、维生素等，经常食用，有助于提高人体的免疫力，甘薯中含有大量的食物纤维，对加强肠道的功能很有效果，不仅能够促进肠胃消化，而且可以延缓衰老。但是肠胃不好的人应尽量少吃甘薯，或者搭配面粉等食物，以免引起肠胃不适或者不消化的情况。

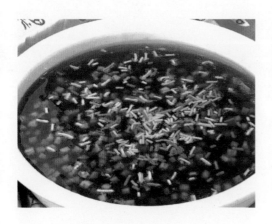

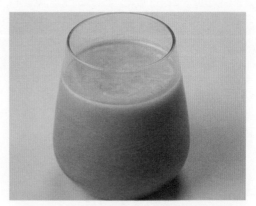

『红薯汤』

材料
A 红薯 300克
B 红糖 少许
淀粉 适量

做法
1、红薯切丁入锅，水煮至烂熟。
2、淀粉勾芡，淋入锅中，煮至沸腾，倒入适量红糖即可。

『绿豆红薯豆浆』

材料
A 红薯 1个
黄豆 50克
绿豆 50克

做法
1、将绿豆和黄豆分别在清水中浸泡8～12个小时，红薯洗净，去皮，切成小块。
2、将3种食材放入豆浆机，加入清水，搅拌完成后滤掉豆渣即可饮用。

烹调小贴士

● 烹饪时，要选择新鲜的甘薯，霉变和发芽的红薯忌用，会导致食物中毒。

● 甘薯的制作方法很多，既可制成甘薯粉做饼吃，也可熬粥做汤当做主食食用。在食用过程中，放凉的甘薯不宜再吃，会导致肠胃不适。

消化不良怎么吃

养成良好生活习惯，清淡饮食

A 消化不良的症状和原因

消化不良是一种临床症候群，主要是由胃动力障碍引起的疾病，主要症状表现为患者断断续续地出现上腹部不适或者疼痛、饱胀、烧心或者反酸、嗳气等。患者通常由于胸闷、饱胀感、腹胀等不愿意进食或者吃得极少。有的患者睡眠不佳，经常做噩梦。引起消化不良的原因有胃和十二指肠的慢性炎症、胃轻瘫等疾病。

A 疾病小知识

消化不良以功能性为主，发病原因主要和心理及精神因素有关，如情绪波动、睡眠不好、烟酒刺激等。功能性消化不良主要分为溃疡性消化、动力障碍样消化不良、特异性消化不良这三种。器质性消化不良主要是由人体某些器官病变引起的，需要针对具体病因进行治疗。

A 来自医师的忠告

患者应养成有规律的生活方式，每天定时入睡，心胸宽阔，保持良好的情绪。日常饮食清淡，尽量避免刺激性的食物，尽量少吃或不吃不易消化的食物，少量或者不吃碳酸饮料，戒烟戒酒，如果需要服用药物，尽量选择安全、有效而且价廉的药，如吗丁啉，另外需要补充消化酶和促进胆汁分泌的药物。

这样搭配效果好

- 饮食结构均衡，注意饮食的搭配，高蛋白食物不宜与淀粉搭配食用，蔬菜和水果也不宜同时食用，牛奶尽量不要与三餐同食，糖与蛋白质、淀粉同食也不利于消化。
- 多吃富含纤维素的食物，如新鲜蔬果、全麦等谷类食物。酸奶、苹果醋、米汤都有助于消化。

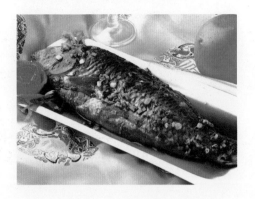

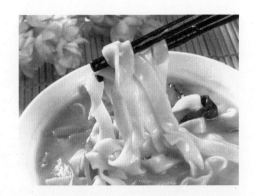

『红烧鲤鱼』

材料	A	鲤鱼	1条	B	葱、姜、蒜	少许
					调味品	适量

做法

1、鲤鱼提前用佐料腌20分钟。

2、油锅烧热后将葱、姜、蒜烹香，放入鲤鱼，两面均翻炒至金黄色。

3、倒入生抽、调味品、清水适量，大火烧开后，转为小火收汁即可。

功效

鲜嫩可口，健脾除湿，易消化。

『胡萝卜肉丝面』

材料	A	面条	300克	B	植物油	少许
		胡萝卜丝	100克		葱、姜	少许
		青菜	100克		调味品	适量

做法

1、油锅烧热后，放入葱、姜烹香，放入青菜、胡萝卜丝炒熟后盛出。

2、锅内添水适量，烧开后放入面条。

3、在碗中放入炒熟后的青菜胡萝卜丝，放调味品适量，待面条煮熟捞入碗中即可。

功效

滋养脾胃，促进消化，适宜于消化不良的幼儿食用。

日常生活之食疗提醒
胡萝卜宜忌

☐ 吃胡萝卜最好不要喝酒，否则很容易引起肝脏不适，甚至会引起肝病。

☐ 胡萝卜生吃营养很难被人体吸收，应该做成菜之后再吃。

☐ 胡萝卜不宜跟富含维生素的蔬菜同食，否则很容易造成蔬菜中维生素的流失。

A 健康肠食大集合

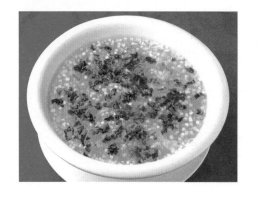

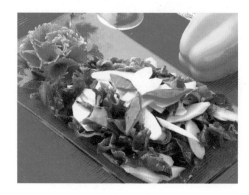

『豆腐羹』

材料	A	豆腐	300克	B	香菜	30克
		肉末	50克		植物油	少许
					调味品	适量

做法

1、锅中放油，烧热后，放入葱姜，烹出香味。

2、放入肉末翻炒几下，放入适量清水。

3、将切碎的小豆腐丁放入水中，大火烧开，撒上切成小段的香菜，放入调味品适量即可。

功效

营养丰富，容易消化，适合消化不良的老年人食用。

『山药木耳』

材料	A	山药	200克	B	白芝麻	20克
		黑木耳	200克		调味品	适量
		红柿子椒	1个		葱、姜	适量

做法

1、油锅烧热后，放入葱姜出味，放入泡开的黑木耳翻炒。

2、将洗净的山药放入锅中翻炒。

3、放入盐、红柿子椒、白芝麻调味品等，翻炒均匀后关火即可。

功效

黑木耳可吸附肠道内的垃圾，提高消化功能，防治消化不良。

日常生活之食疗提醒

饮 食 小 常 识

☐ 消化不良者应该注意少吃油炸等不易消化的食物，以免加重积食的情况。

☐ 消化不良者应少吃辛辣食物，因为辛辣食物不仅加重肠胃的负担，甚至会引起肠胃疾病。

☐ 一般消化不良的人，脾胃比较虚弱，应该注意少吃寒凉、生冷食物。

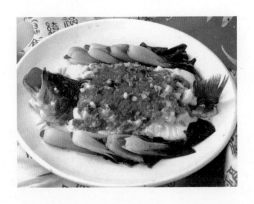

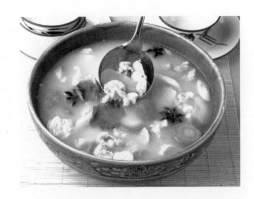

『蒜茸清蒸鱼』

材料
A | 鲤鱼　　1条
　 | 豆腐　　100克
B | 青菜　　100克
　 | 大蒜　　30克
　 | 调味品　适量

做法
1、鲤鱼提前用调味品腌半个小时，豆腐、青菜用水煮开。
2、鲤鱼上锅蒸熟后放入盘中，大蒜切碎备用。
3、将煮过的豆腐盖在鱼上，调入调味品、大蒜末等，将青菜摆好即可。

功效
清热解毒，开胃健脾，促进肠胃的消化和吸收。

『胡萝卜炖肉』

材料
A | 猪肉　　500克
　 | 胡萝卜　200克
B | 调味品　适量
　 | 葱、姜　适量

做法
1、油锅烧热后，放入葱、姜出味，放入猪肉，翻炒后添水适量，大火烧开后。
2、转为小火，放入胡萝卜炖20分钟。
3、放入适量的调味品20分钟后关火即可。

功效
滋补解腻，健脾和胃，比较适合老年人和消化不良的小孩食用。

日 常 生 活 之 食 疗 提 醒
小 提 示

☐ 夏季天热，夜晚睡觉的时候应该注意在肚子上盖一个毯子，避免肠胃受凉。

☐ 消化不良的人适宜常喝酸奶，酸奶中的益生菌能够刺进肠胃蠕动以及消化吸收。

☐ 消化不良者适宜多吃一些滋补的面食。

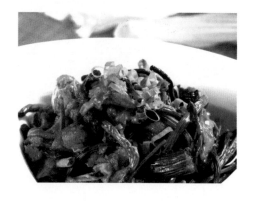
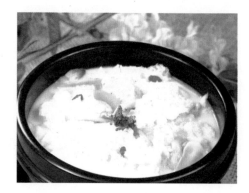

『茶树菇老鸡』

材料	A	老鸡	1只	B	葱	50克
		茶树菇	300克		调味品	适量

做法

1、锅内添水，放入老鸡大火烧开后转为小火慢炖。

2、接着放入茶树菇。

3、小火炖1个小时，放入调味品，出锅后撒上葱丝即可。

功效

健脾养颜，利于肠胃的消化和吸收，增进食欲。

『奶汤炖广肚』

材料	A	牛奶	200克	B	调味品	适量
		广肚	300克			

做法

1、牛奶放入锅中，加适量水，大火烧开。

2、接着放入广肚，煮开后，转为小火，煮大约半个小时。

3、放入适量调味品即可。

功效

滋养肠胃，对防治噎膈反胃有很好的疗效。

日常生活之食疗提醒

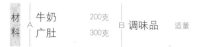

营 养 茶 树 菇

☐ 茶树菇有暖胃的效果，尤其适合脾胃虚寒的人食用。

☐ 茶树菇对肾脏比较好，能够缓解肾脏的不适症状。

☐ 茶树菇还能够起到预防癌症的作用，作为一种比较健康的食物，适合经常食用。

蘑 菇

促消化防便秘

[性味： 性凉、味甘]
[别名： 蘑菰]

蘑 菇是一种可食用和药用的真菌。根据形状和功能的不同，又分为不同的品种。蘑菇广泛存在于自然界中，有野生和人工栽培两种生存方法。一般蘑菇具有开胃健脾、提高人体免疫力、预防癌症的作用，是人们餐桌上一道老少皆宜的常见家常菜。蘑菇虽好，过敏人群需要小心食用。此外，蘑菇还不能与牛奶、空心菜等同食，否则会影响人体对钙的吸收。

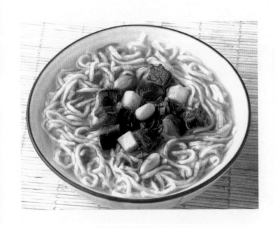

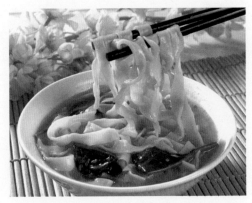

『香菇酱肉面』

材料

A	面条	300克
	香菇、肉丁	100克
	土豆丁、花生米	50克

| B | 调味品 | 适量 |
| | 葱、姜 | 适量 |

做法

1、油烧热后放葱姜炒出味，放肉丁翻炒后放入土豆、香菇、花生米炒熟后放入调味品盛出。

2、面条煮熟后将炒好的香菇酱肉扣在面条上即可。

『蘑菇鸡丝面』

材料

A	面条	300克
	蘑菇、青菜	100克
	鸡丝	50克

| B | 调味品 | 适量 |
| | 葱、姜 | 适量 |

做法

1、油锅烧热，放葱、姜出味，放鸡丝翻炒后放入蘑菇翻炒至八成熟后放入适量调味品，盛出。

2、青菜及面条煮好后，将蘑菇鸡丝放在面上即可。

烹调小贴士

● 在烹调蘑菇时，最好焯一下，既能除掉水分，也能杀灭蘑菇中的细菌。

● 蘑菇生吃的时候，要选用新鲜的蘑菇，可以淋上柠檬汁或者醋，能够防止其变色。

● 蘑菇搭配香菇营养更加丰富，或者搭配肉类同食，更有益消化吸收。

结肠炎怎么吃

Q&A

补充蛋白质、维生素、水分、电解质及血制品

A 结肠炎的症状和原因

结肠炎通常发病缓慢，病情轻重程度也不一样，症状主要表现为腹泻、腹痛，排脓血便、黏液便或者血便，排便通常里急后重等。早期结肠炎病人以腹泻为主，而且腹泻通常反复发作；有的患者还会出现便秘、消瘦、乏力、失眠、多梦等症状。医学界普遍认为结肠炎属于自身免疫性疾病，也有人认为这种疾病与人体受到细菌、真菌、病毒的感染有关；遗传因素也是致病原因之一。

A 疾病小知识

在中医临床上，结肠炎主要有三种类型：一是腹泻型结肠炎，以腹泻为主要症状比如泄泻、大便不成形，伴有全身乏力等症；二是便秘型结肠炎，以便秘为主要症状比如排便不畅，粪便如羊屎样。甚则数日内不能大便；三是腹泻便秘交替型结肠炎，患者交替出现腹泻与便秘的症状，比如大便时干时稀，伴有腹痛等症。

A 来自医师的忠告

当患者连续便血和腹泻时，要注意预防感染，便后用温水坐浴或者肛门热敷，有助于改善局部血液循环，还可以在局部涂抹抗生素软膏；如果需要灌肠，要在晚上睡觉前进行，先排便，再用低压盐水灌肠。病情轻的患者要注意休息，最好能在午间小睡一会儿；病情重的患者尽量卧床休息，减轻肠道蠕动和肠痉挛。

这样搭配效果好

- 结肠炎患者对高纤维、低脂肪的食物要适量摄入，不宜过量，虽然这些食物能促进肠道蠕动，但不易消化，不利于恢复。
- 如果患者排气、腹泻症状明显，要少吃糖和容易产生发酵的食物，像薯类、豆类、牛奶等。

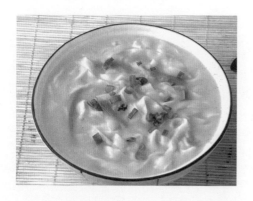

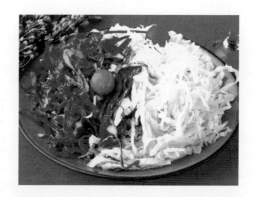

『家常素面』

材料	A	面条	300克	B	葱	30克
		胡萝卜	100克		植物油	少许
					调味品	适量

做法

1、胡萝卜和葱分别切丝备用。

2、将面条与胡萝卜丝在水中煮熟后盛出。

3、将调好的调味品调入面中，放入香油、葱丝即可。

功效

养胃益肠，可缓解结肠炎早期的腹泻症状。

『凉拌甘蓝』

材料	A	紫色甘蓝	150克	B	醋、香油、盐	适量
		白色甘蓝	150克			

做法

1、将甘蓝洗净，并撕成条。

2、甘蓝在开水中烫一下，放入盘中。

3、将醋等调好的调味品浇在甘蓝上，腌半个小时即可。

功效

缓解疼痛，可治疗腹胀和初期的溃疡。

日常生活之食疗提醒
甘 蓝 宜 忌

☐ 甘蓝不适合患有皮肤炎症的人食用，否则会加重病情。

☐ 肺部感染或者有炎症的人不宜食用，眼部疲劳充血者也不宜食用。

☐ 刚动过手术的人也不宜食用甘蓝，否则会引起伤口疼痛。

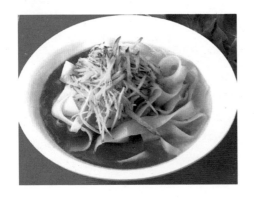 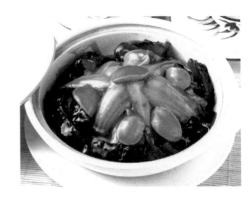

『 四川凉面 』

材料	A	面条	400克	B	番茄酱	50克
		黄瓜	1根		调味品	适量

做法

1、凉面在开水中煮熟后，过一下凉水，放入碗中。

2、黄瓜切丝放入凉面上。

3、将番茄酱以及调好的调味品放入碗中拌匀即可。

功效

爽口清润，解暑开胃，可促进食欲，减缓食欲不振的症状。

『 小白菜炒香菇 』

材料	A	小白菜	250克	B	葱、姜	适量
		香菇	250克		调味品	适量
		胡萝卜片	50克			

做法

1、油锅烧热后，放入葱姜出味后。

2、放入香菇翻炒片刻后，放入胡萝卜片。

3、放盐、小白菜翻炒至八成熟后放入适量调味品即可。

功效

抗菌消炎，提高肠道内毒素的排除率，可预防结肠癌的发生。

日 常 生 活 之 食 疗 提 醒

营 养 小 白 菜

☐ 小白菜含有丰富的维生素C，营养丰富更甚于大白菜。

☐ 小白菜中含有的维生素C不仅具有预防癌症的作用，而且还能够促进肠胃蠕动。

☐ 小白菜还具有美容养颜的作用，常吃可以延缓衰老、延年益寿。

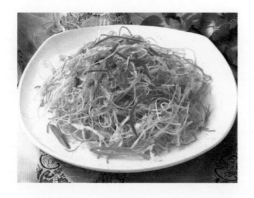
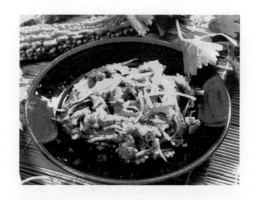

『包菜炝粉丝』

材料	A	包菜丝	250克	B	调味品	适量
		粉丝	250克		葱、姜	适量
		青红柿子椒丝	100克			

做法

1、油锅烧热后，放入葱、姜出味。

2、放入包菜丝、粉丝翻炒片刻后放盐。

3、放入青红柿子椒丝，放调味品适量后，翻炒至熟即可。

功效

增进食欲，利于消化，可缓解胃痛、治疗胃溃疡。

『芹菜炒苦瓜』

| 材料 | A | 小芹菜 | 200克 | B | 调味品 | 适量 |
| | | 苦瓜 | 300克 | | | |

做法

1、油锅烧热后，放入葱、姜出味。

2、放入芹菜翻炒片刻后，放入盐、苦瓜。

3、炒至八成熟，放入调味品，炒熟即可。

功效

健脾补气，减少致癌物与结肠接触，有防治结肠癌的作用。

日 常 生 活 之 食 疗 提 醒

芹 菜 宜 忌

☐ 儿童不宜多吃芹菜，芹菜中的粗纤维不利于消化。

☐ 芹菜适合高血压患者或动脉硬化的人长期食用。

☐ 芹菜性寒，脾胃虚寒的人应该尽量少吃芹菜。

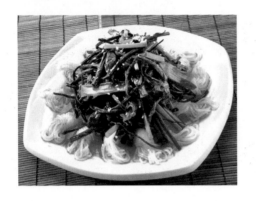

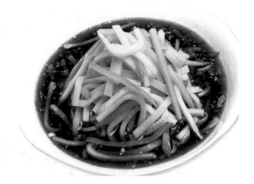

A 健康肠食大集合

『葱烧茶树菇』

材料	A	茶树菇	300克	B	葱、姜	80克
		粉丝	150克		调味品	适量

做法

1、油锅烧热后，放入葱、姜出味，茶树菇翻炒片刻.

2、放入盐葱段待烧至八成熟时，放入调味品适量。

3、将粉丝用开水烫熟后，摆在盘中，将炒好的茶树菇扣在粉丝上即可。

功效

健脾止泻，常食可提高人体的抗病能力。

『凉拌西葫芦』

材料	A	西葫芦	2个	B	大蒜	100克
					调味品	适量

做法

1、西葫芦切细丝后，在开水中焯一下捞出装在盘中。

2、将大蒜捣碎，与醋等调味品按比例调成味汁。

3、将味汁倒在西葫芦上，拌匀，10分钟后即可。

功效

清热利尿，消肿散结，可辅助治疗腹胀和水肿。

日常生活之食疗提醒   西葫芦宜忌

☐ 脾胃虚寒者不适宜多吃西葫芦，以免给肠胃造成一定的负担。

☐ 西葫芦中所含盐分比较低，适合糖尿病患者长期食用。

☐ 西葫芦不适宜煮太长时间，如果蒸煮时间过长，会流失很多营养。

菠菜

防痔疮治贫血

[性味：性凉、味甘辛]
[别名：波斯草]

菠菜是秋冬季节的时令蔬菜之一，营养丰富，味道鲜美，是人们喜爱的青菜之一。菠菜含有的维生素丰富，常吃菠菜不仅能够预防电脑辐射，而且还能够缓解糖尿病患者以及痔疮患者的不适。此外，菠菜还能够让皮肤细腻。但是，菠菜中的草酸含量比较高，容易影响人体对钙的吸收。因而不适宜多吃，怀孕早期，还不宜多吃菠菜，以免引起意外流产。

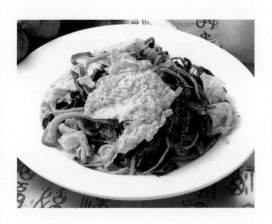
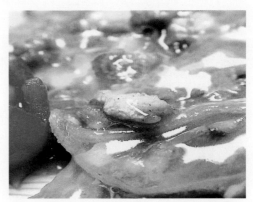

『香炒菠菜』

| 材料 | A | 菠菜 | 300克 | B | 调味品 | 适量 |
| | | 豆皮 | 200克 | | 葱、姜 | 适量 |

做法
1、油锅烧热后，放入葱、姜出味，放入菠菜，豆皮翻炒。
2、放入盐、调味品适量后至炒熟即可。

『肉茸菠菜』

材料	A	猪肉	250克	B	面粉	少许
		菠菜	300克		调味品	适量
		蛋清	2个		葱、姜	适量

做法
1、将菠菜焯一下，蛋清用面粉调匀，肉茸剁好与之搅拌均匀后涂在菠菜上。
2、油锅烧热后，放葱、姜出味，将肉茸菠菜放入，加调味品烧熟即可。

烹调小贴士

● 在吃菠菜的时候，尽量用开水焯一下，可以将多余的草酸除去。
● 生菠菜不宜和豆腐一起烹制。
● 烹调时，菠菜要熟，否则会影响消化以及钙的吸收。

肠癌怎么吃

Q&A

预防和治疗肠癌的首要任务——合理饮食

A 肠癌的症状和原因

随着年龄增加，人体内各种致病因素对大肠黏膜刺激的时间也越来越多，所以，肠癌患者的发病年龄大多在50岁以后。肠癌初期，患者的主要症状是无痛便血，血液呈红色或者鲜红色，类似早期内痔的症状。肠癌后期，便血大多呈暗红色，混有粪便的黏液血便或脓血便。其他症状还包括大便习惯改变，排便不尽感，里急后重等，而且患者容易出现肠梗阻。

A 疾病小知识

肠癌患者在癌变早期，身体会出现一些异常"信号"，如：体重突然减轻；出现原因不明的贫血症状；腹胀、腹痛、消化不良、食欲明显减退；腹部出现肿块；大便带血，或者出现黑便，或者大便中有脓血或黏液血丝；大便习惯改变，便频或者腹泻、便秘交替出现等。

A 来自医师的忠告

配合医生治疗的同时，患者要积极重视在饮食方面的调理，心情舒畅，保持积极乐观的情绪，避免抑郁或者急躁易怒。患者还应注重培养运动习惯，养成良好的运动规律，尤其要坚持有氧锻炼，因为癌细胞是厌氧细胞，有氧运动有抑制和杀灭癌细胞的作用；做过直肠癌手术后排尿有障碍的人，更要重视锻炼膀胱功能。

这样搭配效果好

● 肠癌患者要少吃或者不吃富含饱和脂肪及胆固醇的食物，如猪油、牛油、肥肉、动物内脏、鱼子等；可适量摄入含有不饱和脂肪酸的食物，如橄榄油、金枪鱼等。

● 尽量少吃或者不吃油炸食品；多吃富含膳食纤维的食物，如魔芋、大豆及豆制品、新鲜蔬果、藻类食物，多吃粗杂粮。

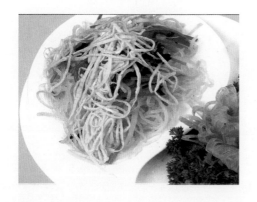

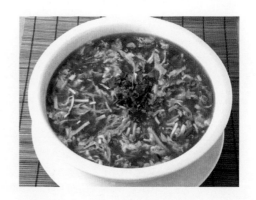

『蛋丝拌萝卜』

材料	A	鸡蛋	4个	B	青椒丝	50克
		萝卜	1个		食物油	适量
					调味品	适量

做法

1、将鸡在油锅中煎熟，切细丝。

2、将萝卜洗净，切丝在开水中焯一下。

3、将两种材料放在一起，加入调料即可食用。

功效

分解和氧化肠道内的致癌物质，滋润肠胃，预防肠癌。

『豆皮蛋花汤』

材料	A	千张	300克	B	香菜	50克
		鸡蛋	3个		植物油、调味品	适量

做法

1、将千张洗净，切丝，放入清水中煮开。

2、打入蛋花，放盐。

3、根据自己的口味加入适量味精、植物油等。

4、可以在出锅前放入适量的香菜。

功效

滋养脾胃，减少积食的产生，利于消化。

日 常 生 活 之 食 疗 提 醒　　　**饮 食 小 常 识**

☐ 肠癌患者饮食应该注意多吃一些易消化的食物，以免给肠胃造成负担。

☐ 在吃油方面应该注意选择比例协调的调和油，不能够单纯食用植物油。

☐ 日常饮食中，多吃一些含纤维丰富的青菜，能够促进排除毒素。

A 健康肠食大集合

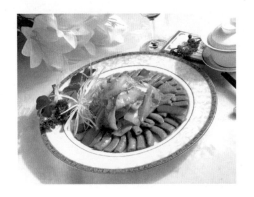

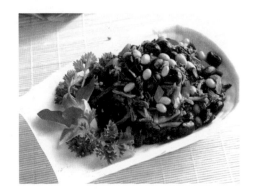

『豆角炒菜心』

材料				
A	豆角	300克	B	葱、姜 ‖ 适量
	菜心	200克		油、调味品 ‖ 适量
	辣椒	100克		

做法

1、将豆角、菜心处理干净，切成小段，放在盘子里备用。

2、起火，开锅，油锅烧热后放入葱、姜。

3、出味后，放入豆角，翻炒片刻后放入盐、菜心。

4、炒至八成熟的时候，放入辣椒、调味品至熟即可。

功效

消暑化湿、利尿消肿，保护肠道。

『双豆炒菜苔』

材料				
A	菜苔	300克	B	辣椒 ‖ 50克
	黄豆	100克		葱、姜 ‖ 适量
	黑豆	100克		油、调味品 ‖ 适量

做法

1、红豆、黑豆提前泡好后在开水中煮开。

2、油锅烧热后，放葱、姜出味，再放入菜苔、黄豆、黑豆。

3、放盐适量，待烧至八成熟时放入调味品与辣椒即可。

功效

健脾利肠，润燥开胃，对防治肠胃疾病有很好的效果。

日常生活之食疗提醒

豆 角 宜 忌

☐ 豆角营养丰富，但是在吃之前，最好将豆筋摘去，这样利于消化吸收。

☐ 四季豆在烹调的时候一定要煮熟，否则很容易引起食物中毒。

☐ 豆角一般都具有健脾养胃的作用，适宜于经常食用。

A 健康肠食大集合

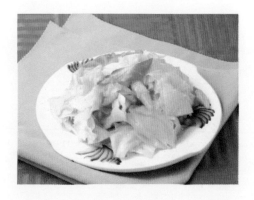

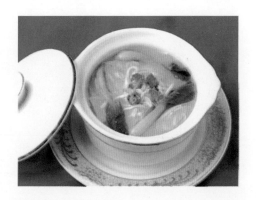

『炝包菜』

| 材料 | A | 包菜 | 500克 | B | 香油、调味品 | 适量 |
| | | 黄瓜 | 1段 | | 葱、姜 | 适量 |

做法

1、将包菜洗净，撕成小片，将黄瓜切片，装在盘中备用。

2、将油锅烧热后放入葱、姜，出味后放入包菜翻炒片刻后放盐。

3、待炒熟后放入鸡精。

4、将炒熟的包菜放在装有黄瓜的盘中，加入香油等调味。

功效

经常食用可减少肠道内的致癌物质，提高人体的免疫力，预防癌症。

『小油菜炖金针菇』

| 材料 | A | 金针菇 | 250克 | B | 麻油、味精 | 少许 |
| | | 小油菜 | 300克 | | 盐 | 适量 |

做法

1、将小油菜洗净。

2、锅内加水，煮开后放入金针菇、盐等。

3、煮熟后，放入小油菜。

4、放入适量调味品，待将出锅前放入香油即可。

功效

滋润肠胃、抗菌消炎，可预防肝脏疾病和肠胃道溃疡。

日 常 生 活 之 食 疗 提 醒

包 菜 宜 忌

☐ 包菜具有缓解疼痛以及腹胀的作用。

☐ 包菜能够健脾养胃，促进消化，对肠胃有很大的好处。

☐ 包菜中含有大量的叶酸，非常适合老人、儿童及孕妇食用。

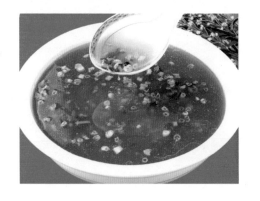

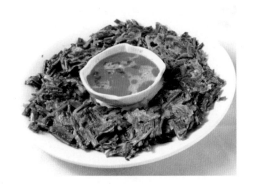

『 炖藕片 』

材料	A			B	
	藕片	300克	植物油、盐		少许
	香菇	100克	葱、姜		少许
	肉末	50克	辣椒		适量

做法

1、油锅烧热后放入葱姜出味。

2、放入肉末香菇翻炒片刻后，添入清水适量。

3、放入藕片，水开后放入调味品即可。

功效

通便健中，增进食欲，缓解肠癌初期的排便不畅症状。

『 韭菜饼 』

材料	A			B	
	韭菜	300克	植物油		少许
	面粉	200克	油、盐		适量

做法

1、韭菜洗净切碎后沥干水分，用面粉、调味品搅拌均匀。

2、油锅烧热后放入搅拌均匀的韭菜，煎至两面金黄后盛出。

3、用料碗调一些汤汁待用，食用时可以蘸汁。

功效

润肠通便，行气理血，可辅助治疗肠炎，预防肠癌。

日常生活之食疗提醒

韭 菜 宜 忌

☐ 多吃韭菜很容易上火，因此脾胃虚寒的人应该少吃，以免加重肠胃的负担。

☐ 吃韭菜应该选择季节，最适合的季节是春季，夏季的时候最好不要吃韭菜。

☐ 韭菜应该吃新鲜的，不应该吃隔顿的韭菜，否则对身体不好。

白菜

润肠排毒

[性味：性平微寒、味甘]
[别名：胶菜]

白菜是我国大江南北的普遍家常菜，秋冬季节是白菜上市的季节。之所以受到人们的爱戴，不仅因为它营养丰富，而且还因为它能够对一些疾病具有缓解和预防作用。白菜多汁，可以起到滋润肠胃、排毒养颜的作用。秋冬季节空气比较干燥，而白菜中含有的维生素C、维生素E，可以起到很好的护肤和美颜效果。

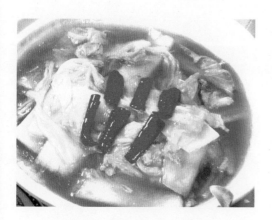

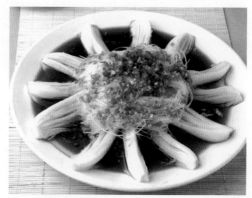

『 糖醋辣白菜 』

材料A			材料B		
白菜	500克		葱、姜	适量	
辣椒	50克		油、盐	适量	
			醋	少许	

做法

1、将白菜洗净，切成块状，油锅烧热后，放入葱姜出味，放入白菜翻炒。

2、放盐、醋适量，待将出锅前放入适量调味品即可。

『 粉丝娃娃菜 』

材料A			材料B		
娃娃菜	300克		大蒜	50克	
粉丝	150克		植物油	适量	
			食盐、醋	适量	

做法

1、菠菜洗净沥干后，将调好的面粉鸡蛋均匀地裹在菠菜上，并加入适量调味品。

2、油锅烧热后，放入菠菜，煎至两面金黄，出锅后，切段即可。

烹调小贴士

● 切白菜的时候要顺丝切，这样更容易炒熟。

● 白菜不宜在锅中煮太长时间，否则营养物质很容易流失，还会产生草酸阻碍人体对钙的吸收。

便血怎么吃

忌烟酒辛辣，饮食宜清淡

A 便血的症状和原因

所谓便血，是指血液从肛门中排出来，大便带血；或者全为血便，颜色呈鲜红色、暗红色或者柏油样。这种情况常见于下消化道出血，尤其是结肠和直肠出血，偶尔也出现上消化道出血。便血的颜色取决于消化道出血部位、出血量和血液在肠道中的停留时间。如果便血的同时，还伴有皮肤或其他器官出血症状，可能与血液系统疾病及其他全身性疾病有关。

A 疾病小知识

内痔、肛裂通常在大便后出血；慢性非特异性结肠炎、结肠息肉等，通常反复、间歇性少量便血。内痔便血通常呈点滴状或者喷射状；肛裂便血一般附着于粪便表面或手纸染血。直肠炎、直肠恶性病变时，便血的同时伴有肛门下坠、里急后重等症状；内痔、息肉便血时，伴有肛门疼痛症状。

A 来自医师的忠告

大便后应立即洗澡或者坐浴；再找一块干净纱布垫在臀下横卧一会儿；如果出血较多，要俯卧并用枕头垫高腰部休息，帮助止血；出血止住后要尽快就医。另外，平日里，不要久蹲马桶，更不要一边如厕一边看书；便后最好用温水清洗肛门；勤运动，忌久坐不动。便血时要多休息，避免剧烈运动。

这样搭配效果好

● 便血之人忌烟酒、辛辣刺激之物，饮食尽量清淡，要容易消化，可服用马齿苋绿豆汤，或者用黄芪、三七、红枣与猪瘦肉煲汤食用。

● 痔疮便血还可用槐花与猪肠煮汤食用；荔枝、胡桃仁、红枣、茶叶煎水代茶饮，适用于非痔疮性便血。

● 经久不愈的便血，可将豆腐渣炒焦后研细，用红糖水送服。

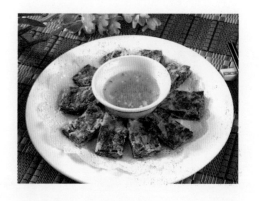

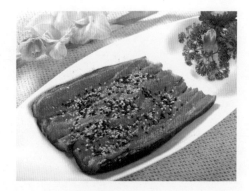

『 锅贴菠菜 』

材料	菠菜	300克	B	葱、姜	少许
	A 面粉	150克		植物油	少许
	鸡蛋	3个		调味品	适量

做法
1、菠菜洗净沥干后，将调好的面粉鸡蛋均匀地裹在菠菜上，并加入适量调味品。
2、油锅烧热后，放入菠菜，煎至两面金黄。
3、盛出煎好的菠菜，出锅后，切段即可。

功效
促进胰腺分泌，利于消化，通肠利便，可防治便血和痔疮。

『 风味烤紫茄 』

材料	紫茄子	1个	B	葱、姜、蒜	适量
	A 黑芝麻	50克		植物油	适量
	白芝麻	50克		调味品	适量

做法
1、紫茄子切长条状，用调味品放在茄子上腌半个小时。
2、将烤熟的茄子装盘中，撒上黑白芝麻即可。
3、可以根据自己的口味淋上适量的番茄酱。

功效
富含维生素P，清热止血，消肿止痛，防治便血和痔疮下血。

日常生活之食疗提醒
茄 子 小 常 识

☐ 茄子能够预防心脑血管疾病，还能够对伤口的恢复起到一定的作用。

☐ 茄子能够抵抗癌症，常吃还能够美容养颜，延年益寿。

☐ 茄子性寒，脾胃虚寒的人应该尽量少吃茄子，以免给肠胃带来负担。

A 健康肠食大集合

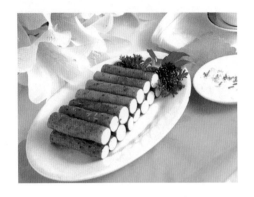
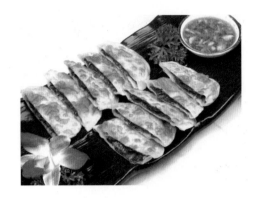

『 干蒸山药 』

材料 A 山药   400克   B 白糖   150克

做法
1、将山药洗净切段后，上锅蒸熟。
2、将蒸熟的山药放入盘中，吃时蘸白糖即可。

功效 含有丰富的纤维素，有通便的作用，可缓解便血的症状。

『 风味煎菜盒 』

材料 A 青菜   300克   B 植物油   适量
       面粉   300克   调味品   适量
                        辣椒粉   适量

做法
1、将面粉加水擀成饼状。
2、将青菜洗净，切小段后调入适量调味品。
3、将青菜均匀摊在饼上，两张合在一起，放油锅煎至两面金黄，出锅后切开即可。

功效 通便润肠，减少便血的产生，还可防治便秘。

日常生活之食疗提醒

饮 食 小 常 识

☐ 便血的情况有很多种，如果一旦出现这种情况，应该及时找医生确认原因。

☐ 饮食上应该注意多吃易消化且滋润的食物，多喝水，避免大便干燥。

☐ 在三餐上可以适当增加一些营养，但是尽量少吃难以消化的食物。

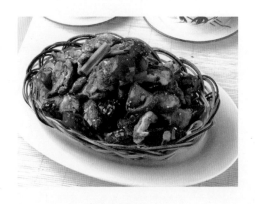

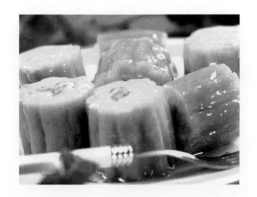

『干蒸香菇』

材料	A	香菇	400克	B	油、盐、味精	适量
		面粉	150克			
		红枣	200克			

做法

1、香菇洗净泡发后，将面粉与油、盐、味精均匀地拌在香菇上。

2、锅内加水，将拌好的香菇上锅蒸熟。

3、出锅后，用红枣装饰即可。

功效

益气破血、化痰开胃，可防治便秘和便出血。

『苦瓜酿肉』

材料	A	苦瓜	300克	B	葱、姜	适量
		肉末	200克		胡椒粉、酱油	适量
					油、盐、味精	适量

做法

1、将肉末用油、盐、味精拌好。

2、苦瓜切段后，将内瓤刮去，放入用调味料调好的肉末。

3、上锅蒸熟后即可食用。

功效

清热解毒，清理肠道毒素，防治便血和痤疮。

日常生活之食疗提醒　香菇小常识

☐ 用水泡好的香菇尽量不要放在冰箱里，不然会导致营养的流失。

☐ 香菇营养丰富，泡香菇的水亦是如此，可以用之浇花等保证营养物质的再次利用。

☐ 吃香菇的时候，切忌吃鹌鹑蛋或者鹌鹑肉，否则脸上会长出黑色的斑块。

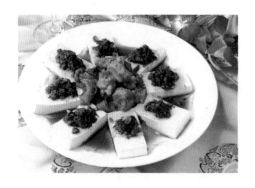
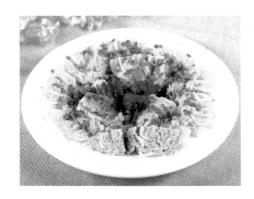

『排骨豆腐羹』

材料	A	排骨	300克	B	花椒	适量
		豆腐	200克		调味品	适量

做法

1、将排骨剁开，在开水中煮一会儿。

2、排骨用热油炸好后，将豆腐切块，与排骨一起装入盘中。

3、上锅蒸半个小时，豆腐上放入适量调味品即可。

功效

促进肠胃蠕动，降低胃火，可防治由排泄不畅引起的便血症状。

『清蒸白菜心』

材料	A	白菜心	400克	B	大蒜	适量
		香菜	100克		油、盐、味精	适量

做法

1、白菜心洗净，切段，装入盘中放盐等调味品腌20分钟。

2、将腌好的白菜上锅蒸熟。

3、出锅后，放入香菜装饰即可。

功效

清润肠胃，清热解毒，防治大便干结。

日常生活之食疗提醒

饮食小常识

□ 日常饮食中，便血者应该选择促进肠胃消化的食物，以便于吸收营养。

□ 患者应该保证排便规律，尽量让大便保持稀状。

□ 患者尽量多吃清热、滋润的食物，保持心情舒畅。

苹果

防止肠道病变

[性味：性平、味甘酸
别名：天然子]

苹果是秋冬季节的时令水果，现在储存技术先进，一年四季都能够吃到苹果。其味甘甜清脆，多汁，不仅味美可口，且健脾养胃，生津止渴，常吃苹果能够提高记忆力，养颜美容，缓解便秘等肠胃不适还能够起到减肥的效果，但是苹果尽量不要与胡萝卜同食，否则很容易影响吸收苹果中的维生素，二者造成干扰，人体会得不到想要补充的营养物质。

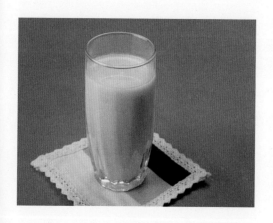

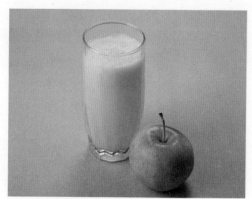

『苹果葡萄干豆浆』

材料
A | 葡萄干　　10克
苹果　　　1个
黄豆　　　50克

做法
1、提前8个小时将黄豆浸泡；苹果削皮，切成小块；葡萄干洗净，放在温水中浸泡半个小时。
2、开机搅拌，做好过滤后方可饮用。

『柠檬苹果豆浆』

材料
A | 苹果　　　1个
柠檬　　　1个
黄豆　　　50克
B | 矿泉水　　适量
冰糖　　　适量

做法
1、将苹果洗净去皮，切成小块，和泡好的黄豆一起放入豆浆机内。
2、加入适量矿泉水及冰糖，开机搅拌。
3、将榨好的苹果豆浆倒入杯中，放入切好的柠檬即可。

烹调小贴士

● 如果要提前泡黄豆，浸泡时间最好不要超过8个小时。

● 豆浆榨好后可以配牛奶食用，不仅能够清热，而且还能够起到补充营养的作用。

● 柠檬最好在豆浆快榨好后加入，这样不会破坏柠檬中的维生素C。

痔疮怎么吃

饮食清淡，保持大便通畅

A 痔疮的症状和原因

痔疮的原因很多，大便异常、营养不良、体质虚弱、肛门括约肌松弛无力，以及慢性肝炎、肝硬化、结肠炎等疾病，都有可能诱发痔疮。饮食结构不合理，也会引发痔疮。痔疮通常表现为大便疼痛兼有出血症状。中晚期内痔患者还可能出现肛门内部肿物脱出症状。患者的肛门还可能流出分泌物，肛门及肛周皮肤出血或者疼痛，出现湿疹、瘙痒等症状。

A 疾病小知识

痔疮经久不治，可以致使痔核脱出形成嵌顿，令疼痛和病情加剧，还可能令肛门感染。当痔疮有出血症状时，细菌、毒素等都容易侵入血液引起脓毒败血症等。另外，痔疮长期性出血还可能导致人体内的铁元素不断丢失，令体内的铁元素总量低于正常水平，引起缺铁性贫血。

A 来自医师的忠告

患者应注意饮食调节，日常饮食尽量清淡，忌烟酒，多吃蔬菜、水果、杂粮等富含纤维素的食物，促进肠道蠕动，保持大便通畅；每天定时排便，养成良好的排便习惯，有助于预防痔疮。另外，要养成良好的运动习惯，多运动，像体操、慢跑、散步等有氧运动，以及肛门收缩运动等局部锻炼，均有助于防治痔疮。

这样搭配效果好

- 痔疮患者宜多吃菠菜、芹菜、茭白、西瓜、梨、香蕉、苹果等蔬果，有助于保持大便通畅，并能缓解痔疮的淤血扩张症状。
- 紫菜、红小豆、仙人掌、槐花、芝麻、胡桃仁、竹笋、蜂蜜等食物，有清凉止血、润肠通便的作用，都有助于缓解痔疮症状。

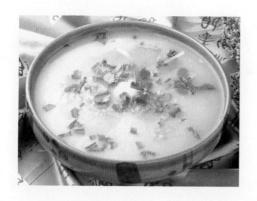
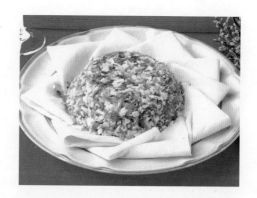

『肠旺面』

材料				
A	面条	300克	B 调味品	适量
	大肠	200克		
	鸡蛋	1个		

做法
1、在开水中放入面条、大肠丝等，煮开后放入适量调味品。
2、将鸡蛋打入锅中煮熟。
3、出锅后撒上香菜即可。

功效
滋润营养，和胃，可防治便秘、脱肛、痔疮等症。

『什锦素蒸』

材料				
A	豆腐	200克	B 调味品	适量
	青菜	100克		
	粉条、大葱、芹菜	50克		

做法
1、将豆腐切成小块，青菜、粉条、芹菜切成小段，大葱切碎。
2、将上述材料加入调味品充分搅拌。
3、将搅拌后的素菜上锅蒸半个小时，淋上香油即可。

功效
提高肠胃的消化功能，抗菌消炎，有助于防治痔疮。

日常生活之食疗提醒
饮 食 小 常 识

☐ 患有痔疮的人群日常应该多吃蔬菜，缓解排便困难的情况。

☐ 痔疮患者应尽量少吃辛辣、坚硬的食物，以免加重病情。

☐ 痔疮患者应避免暴饮暴食，增加排便难度。

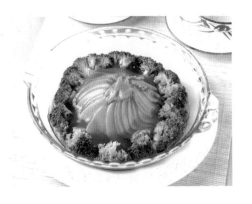
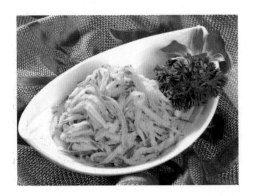

『西兰花酿山药』

材料	A	山药	300克	B	调味品	适量
		西兰花	200克			
		番茄汁	适量			

做法

1、山药切片，上锅蒸熟。

2、将调好的番茄汁浇在山药上。

3、用开水焯熟西兰花，装盘做装饰即可。

功效

增强血管的柔韧性，养胃益脾，有助于防治痔疮出血。

『蒸拌青瓜丝』

材料	A	青瓜	1个	B	调味品	适量
		淀粉	100克		香油	适量

做法

1、青瓜切丝，用淀粉拌匀。

2、将适量调味品拌入青瓜丝中，然后上锅蒸熟。

3、出锅后淋上香油即可。

功效

清热开胃，利尿消肿，可防治便出血。

日常生活之食疗提醒 青瓜宜忌

☐ 青瓜最好不要与花生米搭配，否则会引起拉肚子。

☐ 青瓜也不能与芹菜搭配，青瓜富含维生素C，与芹菜搭配影响对其的消化吸收。

☐ 青瓜的最佳搭档是豆腐，不仅清润可口，而且还滋润促消化。

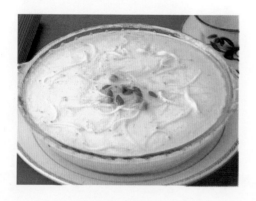
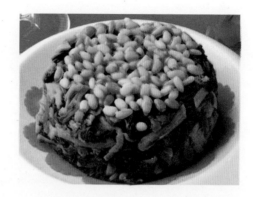

『蒸蛋羹』

| 材料 | 鸡蛋 | 5个 | 枸杞 | 30克 |
| | 干银鱼 | 30克 | 盐、香油 | 适量 |

做法
1、将鸡蛋打碎充分搅拌后，加适量的盐、水调制。
2、将调制好的鸡蛋上锅蒸15分钟。
3、蒸熟后放入泡好的枸杞、干银鱼、香油即可。

功效
补脾和胃，利于吸收，保持排便通畅，缓解淤血扩张。

『蒸菜薹』

| 材料 | 菜薹 | 400克 | 调味品 | 适量 |
| | 花生米 | 100克 | 香油 | 适量 |

做法
1、菜薹洗净，放入锅中蒸20分钟。
2、花生米在水中煮熟，放在蒸熟的菜薹上。
3、将调好的调味品与香油一起淋在菜薹上即可。

功效
促进肠胃蠕动，改善大便秘结症状，防治痔疮出血。

日常生活之食疗提醒

青 菜 小 常 识

☐ 青菜能够补充每天所需的纤维，每人每天都应该吃适量的蔬菜。

☐ 在选择青菜的时候，一定要注意新鲜，不新鲜的蔬菜尽量不要购买。

☐ 脾胃虚寒或者拉肚子的人尽量少吃青菜，待身体恢复后再吃。

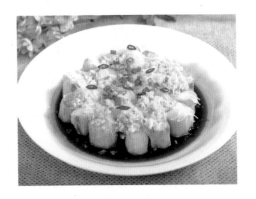
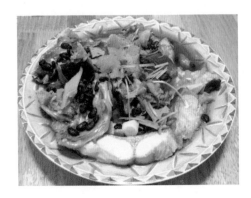

『 蒜茸蒸丝瓜 』

材料	A	丝瓜	400克	B	大蒜	100克
		粉丝	100克		调味品	适量

做法

1、丝瓜切段后上锅蒸15分钟。

2、粉丝在开水中焯过后，放在蒸熟的丝瓜上。

3、将大蒜切碎，用适量调味品调匀后，淋在丝瓜粉丝上即可。

功效

除热利肠，易于消化和吸收，解毒散淤，有助于减缓痔疮淤血的扩张。

『 清蒸鲈鱼 』

材料	A	鲈鱼	1条	B	大葱	80克
		黑豆	100克			

做法

1、鲈鱼切块，用适量调味品调匀，腌制半个小时。

2、将腌制好的鲈鱼上锅蒸半个小时。

3、将黑豆煮熟后，放在蒸好的鲈鱼上，放上葱段即可。

功效

补中益气，滋阴开胃，比较适宜于痔疮初期的孕妇食用。

日 常 生 活 之 食 疗 提 醒　　丝 瓜 宜 忌

□ 月经不调以及产后乳汁很少者食用丝瓜有很好的补养作用，但脾胃虚寒者尽量少食。

□ 丝瓜烹调最好以清淡为主，最好不要生食。

□ 丝瓜性寒凉，比较适合容易上火的人群食用。

木瓜

调肠道护肝脏

[性味： 性平微寒、味甘]
[别名： 番瓜]

木瓜素有百益果王之称，产于我国南方。因其能够促进消化、清润肺部、美容养颜等效果而深受人们的喜爱。木瓜的营养丰富，但是热量比较低，多吃不会导致发胖，而且还具有一定的药效，能够起到抗菌消炎的作用，还能够预防癌症，肠胃不好的人多吃木瓜能够缓解身体的不适症状。但是木瓜不宜多食，否则会导致牙齿以及骨骼的健康。

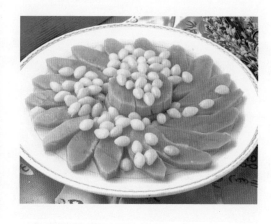

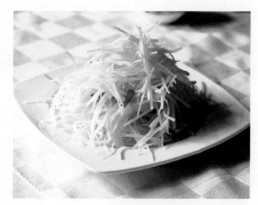

『白果木瓜』

材料	A	木瓜	1个	B	冰糖	适量
		白果	200克			

做法

1、木瓜去皮、瓤，切片，和白果一起摆入盘中。

2、熬制少量的糖水，淋入盘中，然后上屉蒸熟即可。

『养颜木瓜丝』

材料	A	木瓜	500克	B	盐	少许
		红椒	1个		鸡精、香油	适量

做法

1、木瓜去皮、籽，切丝，红椒切丝后一起装盘。

2、将盐、鸡精、香油倒入碗中，搅拌均匀，淋入盘中即可。

烹调小贴士

● 木瓜不宜和南瓜一起烹调，会降低其营养价值。

● 木瓜蒸制最能保存期营养价值，因此最好蒸食。

● 生长在南方的木瓜可以生吃，而生长在北方的木瓜则不宜生吃。

急性肠炎怎么吃

清淡饮食，选择易消化食物

A 急性肠炎的症状和原因

急 性肠炎通常都是在人体进食后几小时内突然发作，主要症状表现为患者腹部肚脐周围出现阵发性绞痛或者钝痛，总是想排便。有的患者还可能出现恶心呕吐、头痛发热、浑身不适、四肢无力等症状。腹泻严重的甚至可能脱水或者休克。急性肠炎的主要发病原因是吃了不洁的食物，或者饮食没有节制，过量饮酒，生冷食物吃得太多，以及吃了大量不容易消化的高脂肪、高蛋白食物引起的。

A 疾病小知识

急性肠炎最怕脱水，而且脱水是诸如病毒性胃肠炎患者的主要死因。所以，罹患急性肠炎后，一定要预防脱水。补水也并不是一味喝白开水，水中最好含有适量的盐分、糖分，最好是电解质水溶液。如果喝太多白开水，可能会导致体内电解质不足，引起抽筋。

A 来自医师的忠告

一旦罹患急性肠炎，患者首先需要卧床休息，并且要注意保暖。当患者出现腹痛、腹泻等症状时，可以口服能够止痛、止泻的药物，例如颠茄片等。如果患者的病情不严重，可以适量服用乳酶生、黄连素、氟哌酸等药物；如果患者腹泻严重，而且还伴有脱水症状，最好及时前去医院就诊。

这样搭配效果好

- 急性肠炎发作后，患者最好在12小时内禁食，然后逐渐少量进食容易消化的流食，像米汤、藕粉、稀粥、面汤等，逐渐恢复正常的饮食。
- 忌食油腻、辛辣刺激性、粗糙不易消化的食物，也不宜喝酒、浓茶和咖啡等饮料。
- 如果腹泻严重，可以适量进食烤焦的馒头片或者糊米粥，能够起到收敛止泻的作用。

A 健康肠食大集合

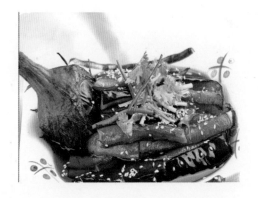

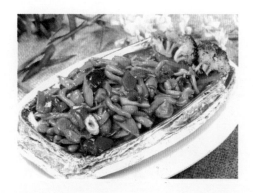

『红烧茄条』

材料				
A	茄子	1个	香菜	少许
	辣椒丝	20克	B 调味品	适量
	番茄酱	适量	白芝麻	50克

做法
1、茄子切条后，放入油锅里用番茄酱炒熟。
2、放入白芝麻、调味品等。
3、出锅时放入青椒丝、香菜等即可。

功效
清热止血，消炎止痛，可缓解腹痛，有助于防治胃癌。

『青豆炒蘑菇』

材料				
A	蘑菇	400克	葱、姜	适量
	青豆	100克	B 调味品	适量
	西兰花	30克		

做法
1、西兰花、青豆提前煮熟后备用。
2、油锅烧热后，放入葱、姜出味，放入蘑菇翻炒片刻。
3、放入盐、青豆，出锅前放入适量调味品，装盘后用西兰花摆造型即可。

功效
疏通肠道，保持肠道内水分，排除体内毒素，防治肠癌。

日常生活之食疗提醒
蘑菇宜忌

☐ 蘑菇能够提高人体的免疫力，对癌症具有一定的预防作用。

☐ 蘑菇可以延缓衰老，对动脉硬化等症状具有缓解作用。

☐ 伤口未愈合者或者肿瘤病患者尽量少吃蘑菇。

A 健康肠食大集合

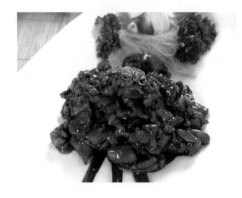

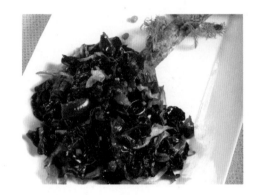

『 酱鸡丁 』

材料	A	鸡丁	400克	B	葱、姜	适量
		酱油	少许		调味品	适量

做法

1、油锅烧热后，爆炒葱、姜出味，放入鸡丁，翻炒片刻。

2、放入盐、酱油等上色。

3、待烧至八成熟时，放入调味品适量，出锅装盘即可。

功效

活血养胃，滋肝养肾，容易消化和吸收，可治疗腹泻和反胃。

『 葱烧木耳 』

材料	A	黑木耳	400克	B	葱、姜	适量
		大葱	100克		调味品	适量

做法

1、黑木耳泡发备用。

2、将油锅烧热后，爆炒葱、姜出味，放入黑木耳翻炒。

3、待烧至八成熟放入大葱、调味品，熟后装盘即可。

功效

清胃涤肠，减少炎症的发生。益气活血，可治疗气虚所致的腹泻。

日常生活之食疗提醒

鸡 肉 宜 忌

☐ 患有高血压、高血脂者以及胆囊炎的人群应该少吃或者不吃鸡肉。

☐ 同其他肉类相比，鸡肉的中所含的蛋白质较高、脂肪量低，很适合减肥者食用。

☐ 鸡肉相对其他肉类比较容易消化，常食有助于提高人体免疫力。

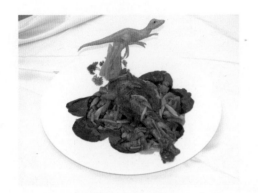
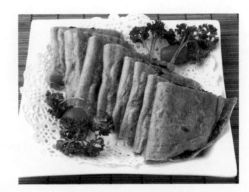

『 葱 油 鸡 腿 』

材料	A	鸡腿	400克	B	姜、蒜	少许
		大葱	100克		调味品	适量

做法

1、油锅烧热后，爆炒姜、蒜出味，放鸡腿翻炒。

2、加水和调味品，焖煮15分钟。

3、待锅内水烧干后，放入大葱翻炒至熟即可。

功效

益气补精，易于肠道消化和吸收，可防治头晕、泄泻。

『 荞 麦 菜 饼 』

材料	A	荞麦面粉	300克	B	调味品	适量
		青菜	100克			
		粉条	100克			

做法

1、青菜与泡好的粉条切碎，用调味品拌匀备用。

2、荞麦面粉和面，擀成饼状，包上适量青菜馅。

3、上锅蒸20分钟，即可。

功效

利于吸收，暖胃，能增进食欲，适用于急性肠炎术后补养。

日常生活之食疗提醒

荞 麦 宜 忌

☐ 荞麦营养丰富，富含膳食纤维，利于肠胃的吸收，是人们营养均衡必不可少的。

☐ 脾胃虚寒的人应该注意少吃荞麦食物。

☐ 荞麦不宜与猪肉搭配食用，否则容易引起脱发。

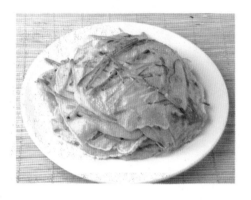

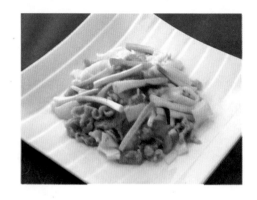

『糊塌子』

材料	A	面粉	300克	B	大葱	80克
		鸡蛋	2个		调味品	适量

做法
1、面粉加鸡蛋与水调制成面糊。
2、放入适量调味品以及葱花末搅拌均匀。
3、油锅烧热后，放入搅好的面糊，煎至两面金黄即可。

功效
容易消化，营养丰富，有助于调理肠胃。

『茭白炒肉片』

材料	A	茭白	200克	B	蒜苗	100克
		肉片	300克		调味品	适量

做法
1、茭白洗净切成小片，蒜苗洗净切段。
2、油锅烧热后，放入肉片翻炒片刻，接着放入茭白翻炒。
3、烧至八成熟时放入蒜苗翻炒片刻，加入调味品烧熟即可。

功效
清热去火、补虚健体，平衡电解质，有助于防治肠炎。

日常生活之食疗提醒

茭白宜忌

☐ 茭白有清热的作用，比较适合高血压患者、饮酒过多以及产后乳汁较少者。

☐ 茭白性凉，不适宜脾胃虚寒者食用。

☐ 茭白不宜与豆腐搭配，否则容易引起结石。

草 莓

促消化抗衰老

[性味：性凉、味酸甘]
[别名：红莓]

草 莓色泽美艳、鲜嫩多汁、味道甜美，深受人们的喜爱。吃草莓不仅能够生津止渴、而且还起到预防腹泻、咳嗽、消炎的作用。常吃草莓还能够促进消化、提高食欲、清热利咽。草莓因其外形美观，作用显著被人们制作成各种造型的食物以及饮品。对于小儿来说，草莓还能够治疗消化不良以及生口疮的现象。同时，草莓对愈合伤口也有很好的疗效。

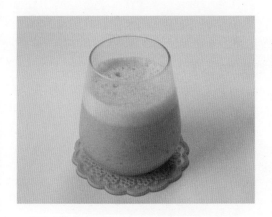

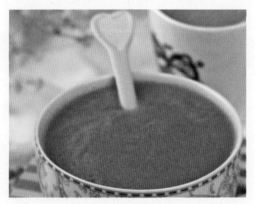

『 冰镇草莓豆浆 』

材料
A 黄豆　　50克
　草莓　　10个
B 白糖　　适量

做法
1、将黄豆提前8个小时浸泡。草莓洗净去蒂，切成两半，放入豆浆机内搅拌。
2、煮熟后添加适量的白糖即可。

『 榛子草莓豆浆 』

材料
A 小红豆　　50克
　草莓　　　15个
　榛子　　　15克

做法
1、提前5个小时将红豆浸泡，将草莓洗净，去蒂，榛子仁碾碎。
2、将所有的材料放入豆浆机内，加水，开机搅拌，煮熟后即可饮用。

烹调小贴士

● 草莓食用清洗时，不要洗太长时间，以免其营养流失。
● 草莓豆浆虽美味，但冰镇时不宜饮用太多，以免引起胃肠疾病。
● 草莓若与樱桃同食，容易引起上火，应尽量避免一起食用。

阑尾炎怎么吃

细嚼慢咽，避免肠道功能紊乱

Ⓐ 阑尾炎的症状和原因

阑 尾壁上有丰富的淋巴组织，容易发炎，也容易形成梗阻。粪块、粪结石、食物残渣、寄生虫等，都有可能造成阑尾腔内梗阻，并引起炎症。阑尾炎的主要症状是患者上腹部或者肚脐周围疼痛，随后疼痛逐渐转移至右下腹部，患者还伴有食欲不振、恶心、呕吐等症状。

Ⓐ 疾病小知识

阑尾炎既是一种常见病，也是一种多发病，不过，只要就医及时，患者普遍能得到良好的治疗。任何年龄的人都有可能罹患阑尾炎，尤其是青壮年居多，其中20岁～30岁是发病高峰期。根据不同的病因，可以把阑尾炎分为急性单纯性阑尾炎、急性化脓性或坏疽性阑尾炎、穿孔性阑尾炎、阑尾周围脓肿。

Ⓐ 来自医师的忠告

急性阑尾炎一旦确诊，就要立即通过手术切除病变的阑尾。怀孕的女性由于盆腔充血，阑尾炎症的发展速度更快，也应该及时进行手术。如果患者不能确诊，但是出现了局部腹膜炎的症状，或者全身有明显的感染症状，也应该开腹检查，以免延误治疗。如果患者不能施行手术，那么要选择有效的抗生素及补液进行治疗。

这样搭配效果好

● 阑尾炎患者切忌暴饮暴食，忌吃生冷和坚硬等难以消化的食物，以免加重胃肠道的负担，导致肠道正常蠕动发生改变，引起肠道功能紊乱。

● 在进食的时候，应尽量细嚼慢咽，忌狼吞虎咽，以免未经消化的食物残渣进入盲肠，刺激阑尾，引发炎症。

A 健康肠食大集合

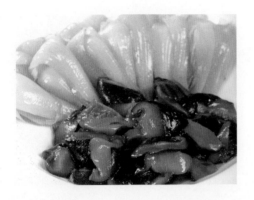

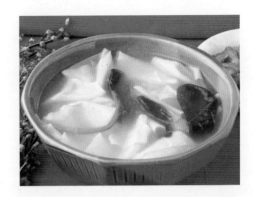

『香菇扒上海青』

| 材料 | A | 香菇 | 250克 | B | 植物油 | 少许 |
| | | 上海青 | 250克 | | 调味品 | 适量 |

做法

1、油锅烧热后，放入香菇翻炒片刻。

2、放入盐后翻炒几下，然后放入上海青。

3、菜烧至八成熟时放入其他调味品适量即可。

功效

清润肠道，抗菌消炎。

『黄瓜鲜肉馄饨』

材料	A	鲜肉馄饨	400克
		黄瓜	1个
		青菜	适量

做法

1、将馄饨在开水中煮至七分熟，放入适量青菜。

2、将煮好后的馄饨盛在碗中。

3、将黄瓜切块后，用调味品调好，10分钟后即可。

功效

清热利湿、解毒消肿，适合阑尾炎患者术前食用。

日常生活之食疗提醒

饮食小常识

☐ 阑尾炎患者饮食应该以清淡、易消化为主，不宜多吃辛辣上火的食物。

☐ 阑尾炎患者应该多吃滋养的面食，不宜多吃羊肉、牛肉等食物。

☐ 夜晚保证充足的睡眠以及质量，白天注意多喝水，保持心情舒畅。

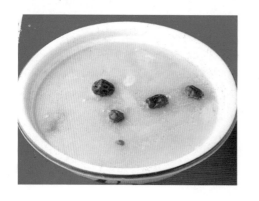

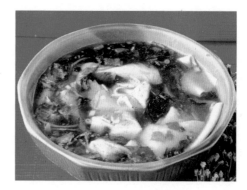

『银耳红枣汤』

材料	A	银耳	20克	B	冰糖	50克
		红枣	10个		淀粉	20克

做法

1、银耳提前浸泡半个小时，红枣洗净。

2、锅内放入适量水，放入银耳、红枣大火烧开后转为小火，半小时后放入冰糖，用淀粉勾芡即可。

功效

滋养益胃，补血益气，适用于阑尾炎术后进补。

『猪肾陈皮馄饨』

材料	A	面粉	300克	B	紫菜	30克
		猪肾	180克		调味品	适量
		陈皮	15克			

做法

1、将面粉用温水调成糊状，揉成面团，擀成馄饨皮。紫菜泡发后备用。

2、猪肾制净后研烂，陈皮磨末，调入调味料后拌匀做馅，包成馄饨。

3、将包好的馄饨、泡发的紫菜放入沸水中煮熟，即可食用。

功效

健脾厚肠，养胃除燥，消积食，有助于防治由阑尾炎引起的腹泻症状。

日常生活之食疗提醒

猪 肾 宜 忌

☐ 猪肾含有丰富的蛋白质，但是高血压以及高胆固醇者尽量不吃或者少吃。

☐ 在挑选猪肾的时候，应该选择圆润且外形美观无明显杂质者。

☐ 猪肾能够补肾气，消除积食，对身体有益。

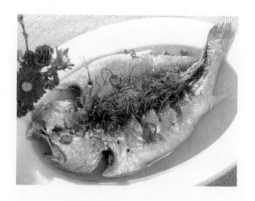

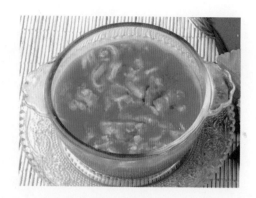

『清蒸大黄鱼』

材料

A | 大黄鱼 1条 | B 调味品 适量
葱丝 30克

做法

1、大黄鱼用刀在腹部斜切几道，用调味品腌半个小时。
2、将腌制好的大黄鱼上锅蒸熟。
3、蒸熟后，放上葱丝即可。

功效

健脾养颜、和胃止血，可防治食欲不振，适于阑尾炎手术半个月后进补。

『番茄粉条汤』

材料

A | 番茄 2个 | B 盐、味精 适量
粉条 1把
银耳 20克

做法

1、将番茄用开水烫一下，揭皮切丁。粉条和银耳泡发后备用。
2、将番茄、粉条和水倒入锅中烧沸。
3、转小火，倒入银耳，炖煮至番茄烂熟，放盐、味精。

功效

番茄含有丰富的维生素，能够软化血管，帮助消化，可防治阑尾炎患者消化不良症状。

日常生活之食疗提醒
饮食小常识

☐ 阑尾炎患者日常生活中，注意多吃滋润易消化的食物，不能吃加重肠胃负担的食物。

☐ 尽量少吃寒凉的食物，避免对身体造成不必要的负担。

☐ 如果情况严重者，尽量少吃水果，多吃有助于消化的食物。

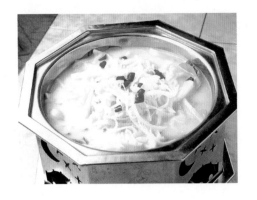

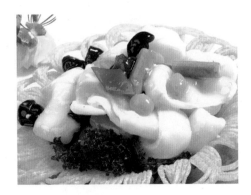

『青菜笋丝汤』

材料	A	笋肉	300克	B	红辣椒丝	5克
		青菜	200克		淀粉	10克
		虾仁、姜	10克		调味品	少许

做法

1、笋肉切成丝，姜切成丝。

2、锅内放油烧热后放入姜丝、红辣椒丝、虾仁烹出香味。

3、在锅内加入清汤和笋丝。烧开后放入青菜、盐、鸡精调味，用淀粉勾芡后即可。

功效

清鲜爽口，刺激消化酶分泌，提高消化器官的功能，可缓解阑尾炎的患者的便秘状况。

『炒刀削面』

材料	A	刀削面	400克	B	黄豆	50克
		黑木耳	100克		调味品	适量
		辣椒	20克			

做法

1、油锅烧热后，放入煮熟的刀削面，以及盐等调味品。

2、翻炒片刻放入黑木耳、煮熟的黄豆。

3、待将出锅前放入少量辣椒即可。

功效

补肾养血，润燥益胃，可防治便秘。

日常生活之食疗提醒

饮 食 提 醒

☐ 面食一般比较滋润，易消化，促进肠胃消化，能够减少身体的负担。

☐ 吃面食可以结合天气的特点，如果天气很热，应该以爽口的凉面为主。

☐ 如果天气凉爽，滋润且多汤汁的面更加营养滋补。

番茄

抗氧化防便秘

[性味： 性微寒、味甘酸]
[别名： 西红柿]

番 茄又名西红柿，是家喻户晓的一道寻常菜，一年四季都能够吃到番茄。番茄颜色鲜红，味道甜酸可口，不仅汁液丰富，而且有益脾胃、促消化、缓解心脑血管疾病的作用，经常食用还能够降低血压。此外，番茄还有美容养颜、降火、预防癌症的功效。夏季的时候，可以生吃番茄补充维生素C，如果想要全面补充营养，最好加工成菜肴食用。

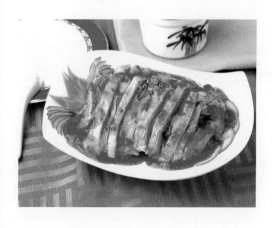

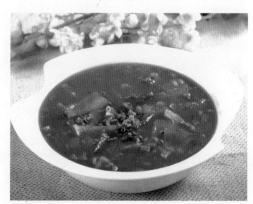

『 西红柿茄条 』

材料	A	番茄	2个	B	红椒	1个
		茄子	1个		蒜	4瓣
					调味品	适量

做法

1、红椒、蒜切碎，番茄切小块，茄子切条，入盘。

2、爆香辣椒和蒜，将番茄入炒锅，倒入少许水，熬制成汁，淋在茄子上即可。

『 西红柿炖牛腩 』

| 材料 | A | 番茄 | 3个 | B | 葱、姜、蒜 | 少许 |
| | | 牛腩 | 400克 | | 调味品 | 适量 |

做法

1、番茄去皮切块，牛腩切小块焯水沥干，葱姜切片爆香，食材煸炒后捞出。

2、牛腩入砂锅加水大火烧开，小火炖1.5个小时，加白糖煮15分钟即可。

烹调小贴士

● 番茄经常作为生吃的凉菜，作为热菜的时候可以炒、炖和做汤。

● 番茄在热炒时可以表现出酸甜两种味道，想要酸味可以延长烹饪时间，不想太酸则可以缩短番茄加热的时间。

● 番茄炒鸡蛋时切片要薄而大。

肠易激综合征怎么吃

Q&A

每日三餐定时定量，维持正常肠道功能

A 肠易激综合征的症状和原因

肠 易激综合征主要与胃肠道动力异常，或者人体内脏感觉高敏感性有关，主要症状表现为腹痛、腹胀、排便习惯和大便异常，患者会出现腹泻或者便秘，有时候腹泻与便秘交替出现。饮食、胃肠道激素、前列腺素、肠腔扩张等，也有可能刺激并导致胃肠道动力异常、肠道运动的高反应性、以及内脏感觉异常敏感。

A 疾病小知识

人体肠道长达5~6米，盘曲在腹腔之中。一般来说，肠道总是沿一个方向有节律地蠕动。如果肠道蠕动速度过慢或者不蠕动，肠道中就会出现胀气，令患者感到腹胀难受，甚至便秘。如果某段肠道绷得太紧，患者也会感觉腹痛或者腹部不适，甚至能摸到绷紧的肠道。但是，如果肠道蠕动速度过快，又会出现肠鸣、排气、排便次数增多等症状。

A 来自医师的忠告

如果患者的情况不严重，那么就不需要服药。如果患者的不适症状比较严重，而且影响到了日常生活，那么可以在医生的指导下，服用诸如匹维溴胺、奥替溴胺、曲美布汀之类的药物。如果患者的便秘、腹泻情况比较严重，那么可以适当服一些微生态制剂，如乳酸杆菌、双歧杆菌属药物等，帮助调节肠道内环境，恢复肠道正常。

这样搭配效果好

● 无论患者是腹泻还是便秘，在日常饮食中，都要增加膳食纤维的摄入量，帮助大便通畅。

● 可以多吃瓜果、蔬菜、水果、谷类、玉米等食物，如芹菜、白菜、油菜、梨、柑橘、西瓜等。

● 谷类、玉米等粗杂粮与精米细粮要搭配着吃。

A 健康肠食大集合

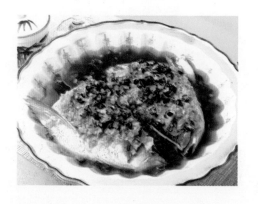 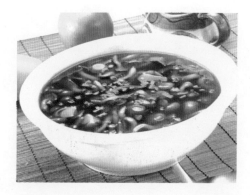

『豆豉蒸鱼头』

材料	A	鱼头	1个	B	青椒	1个
		豆豉	70克		大葱	50克
					调味品	适量

做法

1、鱼头洗净，一剖两半，用调味品腌15分钟。

2、在鱼头上锅蒸时放入豆豉，切碎的青椒丝。

3、上锅蒸半个小时，出锅后，撒上葱丝即可。

功效

改善肠道菌群，提高肠胃的消化功能，缓解便秘和大便干结的症状。

『双菇汤』

材料	A	蘑菇	200克	B	大葱	50克
		香菇	200克		调味品	适量
					淀粉	适量

做法

1、油锅烧热后，放入葱、姜出味，添水适量。

2、煮开后放入蘑菇与香菇放入适量调味品。

3、出锅前用淀粉勾芡，撒上适量葱花即可。

功效

促进人体新陈代谢，多用于消化不良和便秘。

日常生活之食疗提醒
蘑菇搭配

☐ 蘑菇与香菇搭配，不仅营养丰富，而且还滋养肠胃，对皮肤以及预防癌症都有益。

☐ 蘑菇配小油菜，不仅有益消化，而且能够帮助清理肠道内的多余油脂。

☐ 蘑菇与豆类搭配不仅能够补充体内所需要的蛋白质，而且营养均衡。

A 健康肠食大集合

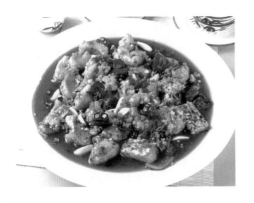

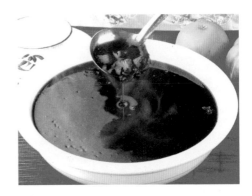

『 烩鱼 』

材料	A	鱼	1条	B	大蒜	100克
		淀粉	适量		大葱	少许
					调味品	适量

做法
1、鱼切块后，将适量调味品与淀粉均匀地搅拌在鱼块上，腌20分钟。
2、鱼腌好后在油锅里炸一下。
3、另起一锅，油烧热后，放入大蒜、辣椒出味后，放入鱼块与番茄酱，收汤汁即可。

功效　养肝益肾，暖胃祛湿，可防治便秘和肾炎。

『 蓝莓羹 』

材料	A	蓝莓酱	250克	B	蓝莓	1个
		红豆	100克			

做法
1、蓝莓洗净，去皮后切小块备用。
2、红豆提前用水泡好，锅内添水，放入红豆大火煮开。
3、转为小火，放入蓝莓酱与蓝莓块，炖半个小时即可。

功效　帮助提高人体的代谢的功能，可防治结肠癌的发生。

日常生活之食疗提醒　饮食小常识

☐ 肠胃不适者饮食应该以多汤汁、易消化为主，不仅易于消化，更易于肠胃吸收。

☐ 肠胃不适者应该尽量少抽烟喝酒，少吃辛辣食物。

☐ 肠胃比较敏感者应该注意少吃油炸类食物。

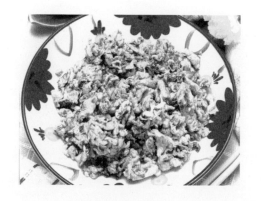

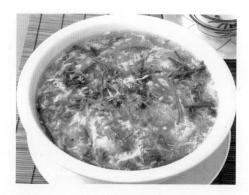

『 香椿芽炒蛋 』

『 海苔鸡蛋汤 』

材料
A 香椿芽 300克
鸡蛋 4个
B 调味品 适量

材料
A 海苔 200克
鸡蛋 4个
B 葱花 适量
调味品 适量

做法
1、香椿芽洗净，切碎，鸡蛋打碎。
2、将切碎的香椿芽与鸡蛋一起搅拌，放盐。
3、油锅烧热后，倒入搅拌后的香椿芽鸡蛋，炒至金黄即可。

做法
1、油锅烧热后放入葱、姜出味。
2、添水适量，放入海苔。
3、水开后，打入鸡蛋，放适量调味品与葱花即可。

功效
健胃理气，可辅助治疗肠炎。

功效
清除肠道毒素，提高机体功能，可防治肿瘤和溃疡。

日常生活之食疗提醒

海苔宜忌

☐ 海苔营养丰富，多吃能够预防因缺碘导致的大脖子病。

☐ 富含多种矿物质，能够有效缓解妇女贫血等症状，对各种肿瘤也有缓解作用。

☐ 紫菜切忌与柿子同食，否则会影响体内钙的吸收。

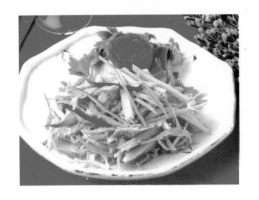 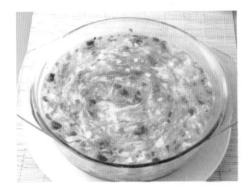

『凉拌鸡丝』

材料	A	鸡肉	500克	B	调味品	适量
		红椒丝	50克			

做法

1、将鸡肉洗净，用调味品适量腌半个小时。
2、鸡肉腌制好之后上锅蒸熟。
3、将蒸熟的鸡肉切成丝，浇上香油，拌上红椒丝即可。

功效

补中益气，可治疗泄泻和尿频。

『香菜蛋花汤』

材料	A	鸡蛋	4个	B	淀粉、调味品	适量
		香菜	50克			

做法

1、锅内添水烧开后，放入打碎的鸡蛋。
2、放入适量调味品，用淀粉勾芡。
3、出锅前撒上香菜，放入适量香油即可。

功效

祛风解毒，开胃消食，可帮助通便。

日常生活之食疗提醒

饮 食 小 常 识

☐ 肠胃敏感者夏季应该少吃冷饮，冬季少吃火锅。

☐ 肠胃敏感者在吃水果的时候，应该注意挑选时间，一般饭后1小时比较适合。

☐ 肠胃不适的人应该多喝水，养成有规律的排便习惯。

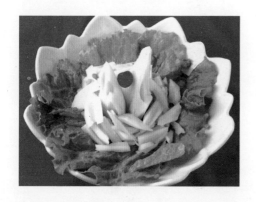

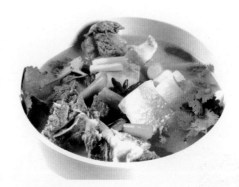

『凉拌藕』

材料	A	藕	1节	B	调味品	适量
		生菜	100克			

做法

1、藕切块，在开水中焯一下。

2、将适量调味品淋在藕上。

3、装盘前，用生菜做装饰即可。

功效

健脾止泻、开胃益气，可促进排便，防治大便干结、排便困难。

『冬瓜炖排骨』

材料	A	排骨	500克	B	大葱	50克
		冬瓜	200克		调味品	适量

做法

1、排骨在开水中煮一下，去除浮沫，捞出后洗净。

2、将排骨放水中大火煮开后，转为小火，放入适量调味品。

3、放入冬瓜，炖半个小时候，放入大葱即可。

功效

滋润营养、清热解毒、消肿除烦，可改善小便异常状况。

日常生活之食疗提醒

莲 藕 宜 忌

☐ 莲藕性凉，有清热的作用，对口渴烦闷有很好的缓解作用，但刚刚生产的产妇不适合吃。

☐ 莲藕健脾开胃，促进消化，能够缓解肠胃不适。

☐ 莲藕有滋养的作用，能够滋养丰肌。

胡萝卜

消疲劳抗衰老

[性味：性平、味甘]
[别名：红萝卜]

胡 萝卜营养丰富，因其富含胡萝卜素，对人体大有裨益，故被称为"小人参"。胡萝卜具有健脾养胃、清热下火、缓解肠胃不适、预防夜盲症、提高人体免疫力、明目益肝的作用。此外，它能够有效改善皮肤的现有状况，让皮肤变得有光泽，还能够预防癌症。需要注意的是，胡萝卜不能与西红柿同食，否则二者的营养物质很难被身体消化吸收。

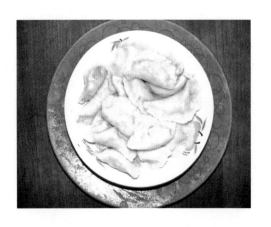

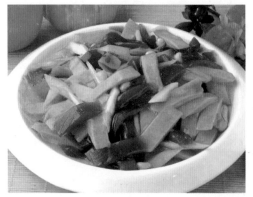

『羊肉胡萝卜饺』

材料	A	面粉	700克	B	调味品	适量
		羊肉	500克			
		胡萝卜	1根			

做法

1、将面粉和好后擀成面皮，羊肉剁成肉馅，胡萝卜剁丁，葱切碎，所有食材装盆，倒入调味品拌成馅。

2、将馅料包入面皮中，包成饺子，入沸水中煮熟即可。

『芡泼胡萝卜』

材料	A	胡萝卜	300克	B	调味品	适量
		牛皮	200克			

做法

1、牛皮刮净，加调味品放入沸水中煮好后沥水放凉，切成滚刀状。

2、胡萝卜切滚刀块，焯水放凉。油锅爆香，兑入芡汁，倒入盘中，加调味品即可。

烹调小贴士

● 胡萝卜的做法很多，可以炒、烧、拌，还经常作为配菜使用。

● 胡萝卜在烹制时不要放醋，这样会破坏其中的营养素。

● 用油炒或者凉拌胡萝卜，有利于人体吸收胡萝卜素，胡萝卜切好后，不要在水中浸泡太长时间。

正确饮食，
不同族群吃出肠道健康

第 **4** 章

肠道易老化的族群通常与他们的饮食习惯息息相关，比如爱吃肉而不喜蔬菜的肉食主义者，经常熬夜的人，以及压力过大者……这些人的肠道往往益生菌偏少，有害菌过多，非常容易造成肠道生态恶化，产生严重的疾病。

婴幼儿和老年人的肠道与普通人相比更脆弱，因此无论是从饮食上还是生活上都需要更多的关注，让宝宝和老年人也拥有一副健康的肠道吧！

肉食族怎么吃

补充维生素和膳食纤维，排毒排便

A 肉食族生活方式的危害

摄入人体的食物从经过消化道到排泄出体外，正常情况下需要8～12小时。但对肉食族来说，胃肠道的消化速度大约只有正常速度的十分之一。因为大量摄入肉食，而蔬菜、水果的摄入量明显不足，体内缺乏足够的维生素和膳食纤维。大量不能被消化或者来不及消化的肉食残渣积存于肠道中，为有害菌的生长提供温床，使得肠道菌群的平衡被破坏。容易引起肥胖、高血脂、高血糖等疾病，并令人感到疲惫乏力、精神不振。

A 来自医师的忠告

肉食族食肉多，蔬菜、水果吃得少，摄入体内的膳食纤维量相对较少，就容易便秘。便秘会延长毒素在肠道中的滞留时间，使得毒素进入人体血液循环，并对人体产生各种伤害。据研究，常吃肉的人，身体细胞内能够附着于DNA的亚硝酸盐的水平升高，并使细胞发生变异，增加罹患癌症的风险。

A 自我调理不放松

肠道中大约集中了70%以上的免疫细胞。只有肠道健康，免疫系统才能有效抵御细菌或者病毒的侵害。为了肠道排毒，养成良好的运动习惯，可以每天坚持步行30分钟以上。因为步行能帮助人体舒展筋骨，舒筋活血，并通过皮肤排汗达到肠道排毒的目的。每天早晨起床后，空腹喝一杯温开水，能促进肠道排便。

这样搭配效果好

● 肉食族要补充维生素。维生素有助于清洁肠道。维生素C和维生素E还是抗氧化剂，能有效清除体内的氧自由基。

● 肉食族还需要足量的膳食纤维，帮助润肠通便，清除肠道中的宿便，培植肠道中的有益菌。

● 尽量控制对肉类、乳类等高蛋白、高脂肪食品的摄入，多吃新鲜的蔬果。

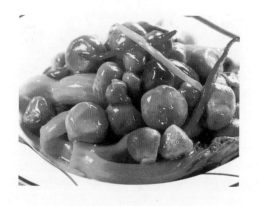

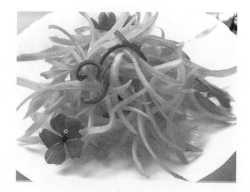

『草菇炒菜心』

材料	菜心	150克		调味料	适量
A	草菇	200克	B		
	高汤	适量			

做法

1、将菜心焯熟。

2、高汤加入精盐、鸡精、胡椒粉，开小火，放入菜心烧至入味，捞出装盘。

3、高汤再放入草菇煮熟，捞出放在菜心上。

4、淀粉勾芡，淋些鸡油，浇在烧好的菜心上。

功效

清香开胃，健脾清肠。

『凤尾苦瓜』

材料	苦瓜	400克		调味料	适量
A	红辣椒	1个	B		

做法

1、将苦瓜洗净，去籽，切丝，盐水腌制去苦味，焯水后凉水过凉。

2、辣椒去籽去蒂切丝，用盐腌制。

3、将食材入盘，加入调味品调味即可。

功效

具有开胃健脾、清热解毒、宁心消暑、美白祛痘的作用。

日常生活之食疗提醒

草 菇 小 常 识

□ 草菇性寒、味甘，有护肝健胃的功效，所以有胃病及肠道疾病的人宜食，除此之外，它还是糖尿病患者宜食的食品。

□ 虽然草菇无毒，但在生长过程中，也会被喷洒农药，所以在食用前，清洗之后，可在清水或用食用碱水中浸泡。

A 健康肠食大集合

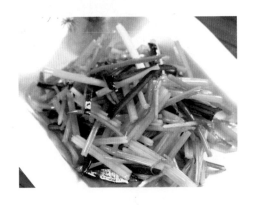 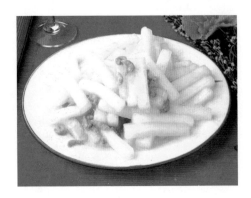

『茶干炒土芹』

材料	A	豆腐干	200克	B	香油	适量
		芹菜	100克		酱油	适量
					盐	10克

做法

1、豆腐干切丝，芹菜洗净切段。
2、油锅置上烧热，下入芹菜快速翻炒数下，加入盐、酱油和香干继续翻炒，直至断生。
3、将出锅时撒上鸡精，淋入香油，即成。

功效

平肝降压，镇静安神，养血补虚。

『虾香冬瓜』

材料	A	冬瓜	500克	B	葱、姜	适量
		虾	100克		淀粉	50克
					调味料	适量

做法

1、冬瓜去皮洗净切条，虾洗净，葱、姜洗净切碎。
2、油锅爆香葱、姜，再放冬瓜条翻炒数下，同时加入盐、鸡精翻炒均匀。
3、放入虾及少许清水，小火焖几分钟。菜将熟时淋入芡汁，收汁即可。

功效

清热解毒，利水消痰。

日常生活之食疗提醒

冬 瓜 宜 忌

冬瓜中含有丰富的粗纤维，有助于刺激肠道蠕动，促进消化，但是在食用时要注意以下几个方面：

☐ 冬瓜性寒，脾胃气虚的人不宜多食，在女性月经期间应忌食生冬瓜。

☐ 冬瓜不宜和鲫鱼同食，容易增加尿量，会导致尿频的症状发生。

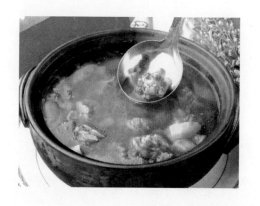

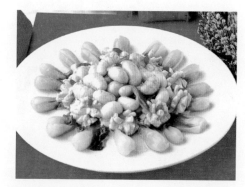

『胡萝卜炖排骨』

材料	A	胡萝卜	300克	B	葱	1棵
		排骨	200克		调味品	适量

做法

1、排骨洗净剁块，放开水中焯一下。

2、胡萝卜洗净切块。葱洗净切碎，姜洗净切丝。

3、炖锅置上，放入清汤烧开，加入排骨、姜丝、葱、料酒、盐炖1个小时，再放入胡萝卜块炖熟即可。

功效

降糖降脂，增强免疫功能。

『墨鱼烧菜心』

材料	A	墨鱼	100克	B	调味品	适量
		墨鱼蛋	100克			
		小油菜	200克			

做法

1、小油菜焯熟，控水后腌入味。

2、将墨鱼、墨鱼蛋煸炒至五分熟，加入料酒、酱油、枸杞子翻炒均匀，倒入清水烧开，转小火炖几分钟。

3、倒入芡汁，收汁后铲出墨鱼，倒入菜心。

功效

养血、补脾、益肾、滋阴。

日常生活之食疗提醒

饮食注意

☐ 每人动物性食物消费量以每天50～75克为宜。

☐ 吃畜肉不如吃禽肉，吃禽肉不如吃鱼肉。

☐ 颜色越浅的肉越有利健康，无色肉如蛤肉、牡蛎与蟹肉，白肉如鸡肉、鸭肉、兔肉及鱼肉等。

☐ 常吃肉的人，应加强蔬菜、水果的摄入。

电脑族怎么吃

低热量饮食为主，少吃脂肪类食物

A 电脑族生活方式的危害

据研究，在每4000名电脑工作者中，就有大约50％以上的人长期存在某种程度的身体不适，例如手腕酸痛、肩痛、背痛、腰痛、头痛、眼睛干涩等。每天长时间坐在电脑前面，活动量极少，有的人全天坐在电脑前，除了仅有的吃饭、休息、如厕以外，甚至完全没有任何活动。时间一长，腹部肌肉的力量就会逐渐减弱，肠道的蠕动也会日益变慢。

A 来自医师的忠告

电脑族们即使每天工作需要长时间面对电脑，也要安排好作息时间，在电脑前工作1个小时后，要起身离开电脑休息10分钟，并在这10分钟里适当运动。长时间用电脑，更要重视饮食调理，多吃粗杂粮和新鲜的蔬菜、水果，尤其要多吃富含维生素和膳食纤维的食物，并且多饮水，促进肠道蠕动。

A 自我调理不放松

每天安排半小时以上的有氧健身运动，如慢跑、打球、旅游等，还可以"因地制宜"进行锻炼。比如，下班回家，上班进办公楼时，可以放弃乘坐电梯，改爬楼梯；外出尽量以步代车，等等。工作之余的休息时间还可以自我按摩风池穴、后溪穴、中渚穴等穴位，放松全身肌肉，或者做一些原地踏步、蹲起之类的运动，促进血液循环。

这样搭配效果好

- ● 电脑族活动量少，饮食要以低热量为主，尽量少吃脂肪类食物。
- ● 可以多吃富含钙质、维生素，并有抗辐射和保护眼睛作用的食物，如鸡蛋、鱼虾、鱼肝油、胡萝卜、菠菜、红薯、南瓜、芝麻、瘦肉、香菇、蜂蜜、木耳、海带、柑橘、红枣等。
- ● 多喝茶能降低辐射的危害，可以常喝绿茶，菊花枸杞茶有保护眼睛的作用。

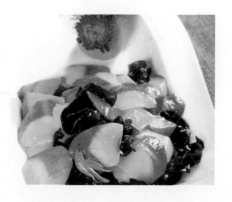

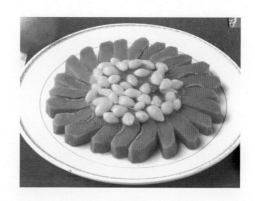

『黄瓜炒木耳』

材料	A	黄瓜	2根	B	淀粉	适量
		木耳	200克		盐、鸡精	适量

做法

1、黄瓜洗净切成滚刀状，木耳泡发洗净切块。

2、木耳焯一下捞出沥干。

3、将木耳放入油锅略微翻炒，放入黄瓜，同时加入盐、鸡精迅速翻炒均匀。

4、勾芡，淋入芡汁，收汁后即可出锅。

功效

清肠胃，排肠毒，防辐射。

『蒸南瓜』

材料	A	南瓜	500克	B	蜂蜜	适量
		黄豆	100克			
		白糖	30克			

做法

1、黄豆洗净泡发，放在开水中煮熟。

2、南瓜去皮、去瓤洗净切片，皮朝下放入碗中。

3、将煮熟的黄豆放入南瓜，撒适量白糖，淋入蜂蜜蒸熟即可。

功效

补中益气，南瓜中的β－胡萝卜素可缓解眼睛疲劳。

日常生活之食疗提醒

南 瓜 小 常 识

南瓜是一种有助于肠胃消化的食品，常吃南瓜既美容又通便，是保健肠道的食疗佳品。

□ 南瓜宜和猪肉同食，有助于增加营养，降低血糖，可起到防治糖尿病的作用。

□ 南瓜和山药同食，有健脾益胃，养气安神的功效。

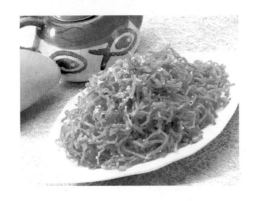
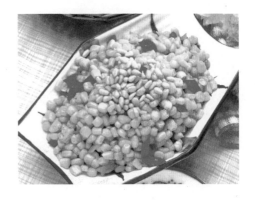

『粉蒸胡萝卜』

材料	A	胡萝卜	400克	B	葱花	少许
		淀粉	100克		调味品	适量
		芝麻	适量			

做法

1、用调料将胡萝卜丝腌至入味，然后放在淀粉上滚均匀，装盘，放入蒸笼里蒸熟。

2、芝麻放炒锅里炒香。

3、胡萝卜丝蒸熟后，放入葱花再蒸1分钟，取出撒上芝麻即可。

功效

营养丰富，补肝明目。

『松仁玉米』

材料	A	玉米粒	300克	B	红辣椒	1个
		松仁	200克		调味料	适量

做法

1、松仁先小火焙干至金黄色。

2、油锅放入葱、辣椒丝爆香，然后放入玉米粒同炒均匀。加入少许水，放入适量盐和糖，酱油炒匀，炒熟。

3、撒入少许鸡精，炒匀装盘，放入焙好摊凉的松仁。

功效

益智健脑，润肺滑肠。

日常生活之食疗提醒

小贴士

胡萝卜中的植物纤维，可加强肠道蠕动，有宽肠通便的功效，是上班族养胃明目的最佳食品。

☐ 胡萝卜不宜生食，会降低营养价值。

☐ 胡萝卜可与猪肉同食，去腻养胃，适合小孩和老人食用。

☐ 胡萝卜和牛肉同食，利于消化，增加营养。

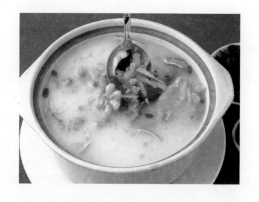
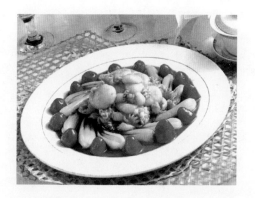

『桂皮鱿鱼汤』

材料	A	鱿鱼	300克	B	枸杞	10克
		桂皮、陈皮	20克		调味品	适量

做法

1、先将鱿鱼煮熟捞出。

2、再将鱿鱼和高汤倒入锅中，加入桂皮、陈皮、酱油、料酒、味精、胡椒粉、枸杞煮至沸腾。

3、小火炖煮30分钟，即可关火盛出。

功效

桂皮可温脾胃、暖肝肾，鱿鱼可抗病毒、抗辐射。

『青菜炒鱿鱼』

材料	A	青菜	400克	B	姜	适量
		鱿鱼干	50克		盐	少许

做法

1、鱿鱼干泡水1小时后切成小片状，青菜洗净备用。

2、将鱿鱼炒至五分熟，放姜，有香味时捞出备用。

3、青菜炒至七分熟，加入鱿鱼、盐炒熟即可。

功效

浓香爽口，健脑提神。

日常生活之食疗提醒
适 宜 饮 食

☐ 电脑族宜吃增强免疫力的食物，如动物肝脏、大豆、瘦肉、硬壳果类。

☐ 电脑族宜吃含钙丰富的食物，如奶制品、豆制品、虾皮、海带、木耳、芝麻酱、绿叶蔬菜等。

☐ 电脑族宜吃降胆固醇食物，如鱼、燕麦、玉米、香菇等。

熬夜族怎么吃

饮食清淡易消化，不宜多吃甜食

A 熬夜族生活方式的危害

从人体正常的生理活动来说，每天晚上11点左右，人体就会自动进入睡眠状态，此时，肠道的蠕动速度也会减慢并逐渐进入休息状态。如果熬夜，肠道就必然得不到应有的休息，并会继续保持"工作状态"，即维持着正常的蠕动速度和蠕动频率。所以，经常熬夜的人，肠道往往会由于"超负荷工作"，蠕动能力渐渐变慢，甚至丧失蠕动能力。

A 来自医师的忠告

为了你的身体健康，最好能够在每天晚上11点以前就寝，千万不要熬夜，更不能够长期性地熬夜。另外，熬夜的人容易疲倦，为了醒神，一些人会想到喝咖啡。其实，长期熬夜喝咖啡，会大量消耗体内与神经、肌肉协调有关的B族维生素。一旦体内的B族维生素缺乏，人会更容易感到劳累，更会形成一种恶性循环。

A 自我调理不放松

出于工作需要，不得不加班熬夜的人，可以辅以肠道按摩、肠道热敷帮助改善肠道不适症状，减少熬夜对身体的伤害。在临睡觉之前，把手掌放在腹部，先朝着顺时针方向按摩5分钟，再朝着逆时针方向按摩5分钟。按摩不仅有助于紧张的肠道放松，还有刺激肠道蠕动，促进排便的作用；对腹胀、肠鸣也都有缓解作用。

这样搭配效果好

- 加班熬夜的人，在夜里12点以后，可以吃一些容易消化的食物补充能量，如温热的面汤或者稀粥。
- 忌食过于油腻的饮食，也不宜吃得太饱，以免加重肠道的代谢负担。
- 另外，熬夜不宜吃甜食点心，因为甜食点心会大量消耗体内的B族维生素，更容易让人疲倦，还会引起肥胖。

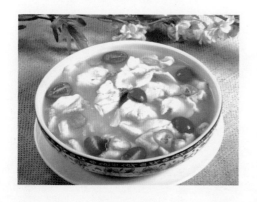
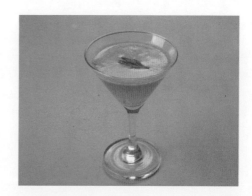

『酸汤鳜鱼』

材料	A	鳜鱼	1条	B	泡椒 小米辣	适量
		圣女果	100克		调味品	适量
		姜、蒜				适量

做法

1、鱼片用盐、淀粉、蛋清腌入味。

2、将姜、蒜、泡椒、圣女果、小米辣及鱼头、鱼尾倒入锅中熬至乳白色，加入盐、味精，捞出。

3、将腌好的鱼片放入煮片刻即可。

功效

健脾开胃，补充优质蛋白。

『草莓芹菜果汁』

材料	A	草莓	80克	B	冰块	适量
		芹菜	80克			
		木瓜	半个			

做法

1、草莓洗净去蒂，木瓜去皮去籽，切成小块，芹菜洗净后切段。

2、将所有食材放入搅拌机中榨汁。

3、加入适量冰块即可。

功效

清热排毒，解乏，可解暑和消除烦躁。

日常生活之食疗提醒

鳜 鱼 小 常 识

☐ 鳜鱼肉含有丰富的蛋白质、脂肪和微量元素，容易消化，对于熬夜的人来讲，是最佳的补养品。

☐ 鳜鱼肉有很好的抗氧化作用，而且热量不高，熬夜的人经常食用，既美容又不用担心肥胖。

☐ 脾胃虚弱，消化不良的人比较适宜食用鳜鱼肉。

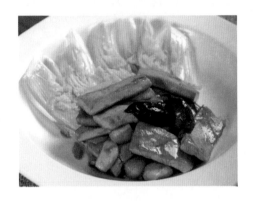
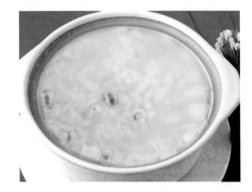

『白菜烧豆腐』

材料	A	豆腐	300克	B	香菜	50克
		白菜	100克		调味品	适量

做法

1、白菜洗净切片，然后在开水中烫一下，捞出沥干。

2、油锅置上烧热，先放入白菜翻炒数下。再放入豆腐翻炒数下，加入盐、酱油、鸡精翻炒均匀。

3、撒上香菜，即可装盘食用。

功效

减肥、防治便秘、抵制流感。

『百合薏米粥』

材料	A	薏米	50克	B	冰糖	适量
		百合	15克			
		大米	20克			

做法

1、薏米、大米洗净，薏米浸泡1个小时，百合温水泡15分钟。

2、锅中加水、薏米煮沸，改小火煮10分钟。

3、加大米烧开后再煮20分钟，加百合煮至黏稠，放冰糖即可。

功效

清心养肺、益气安神，防治神经衰弱。

日常生活之食疗提醒

适 宜 饮 食

☐ 熬夜族宜加强营养，选择量少质高的蛋白质，如牛奶、牛肉、鱼类、豆类等。

☐ 熬夜族宜补充维生素A，防治视觉疲劳。

☐ 晚上适当吃一些花生米、杏仁、腰果、胡桃等干果类食品。

☐ 晚饭忌吃太饱，第二天早上忌吃凉的食物。

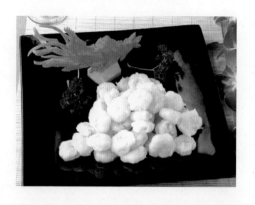
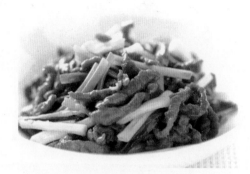

『牛奶蛋清炒虾仁』

材料

A | 鸡蛋 | 4个 |
| 虾仁 | 300克 | B 调味品 | 适量 |
| 鲜牛奶 | 250毫升 |

做法

1、鲜牛奶注入碗中，加入蛋清、盐、淀粉，搅匀。

2、虾仁清洗干净，放在冰箱里冷藏一下。

3、油锅置上烧热，放入虾仁煸炒数下，倒入牛奶蛋清液，炒至汁水凝固，装盘即可。

功效

加强营养，补充B族维生素。

『葱爆牛肉』

材料

A | 牛肉 | 300克 | | 芝麻油 | 少许 |
| 葱 | 2棵 | B | 调味品 | 适量 |
| 蒜 | 10克 |

做法

1、牛肉和芝麻油、蒜末、姜末、酱油、辣椒面、料酒、味精搅拌均匀，腌至入味。

2、将牛肉片、葱白丝爆炒熟。

3、放入蒜末、米醋、精盐、味精炒匀，淋上芝麻油，即可装盘。

功效

补充优质蛋白，增强体质。

日常生活之食疗提醒

鸡 蛋 小 常 识

☐ 蛋黄的营养虽然丰富，但不宜多食，1周2~3个为宜。

☐ 经常熬夜，易导致皮肤暗淡无光泽，食用鸡蛋羹，有助于改善肤色，有美容养颜的功效。

☐ 熬夜比较容易损耗大脑，伤害肝脏，食用鸡蛋羹有助于健脑护肝，利于肠胃吸收。

零食族怎么吃

远离含添加剂和防腐剂的食品

A 零食族生活方式的危害

经 常吃零食，胃肠道的负担会加重，为了消化食物，胃肠道经常处于紧张的状态中，得不到充分休息，使消化功能降低，容易引起消化不良。一些零食含有大量添加剂，有的零食甚至卫生不合格，细菌超标，吃了这些零食，很容易感染肠道疾病，损害身体健康。

A 来自医师的忠告

如果要吃零食，首先要控制零食的量，要尽量少吃，不宜吃太多。比如热量高的甜食点心这样的零食，尽量避免饭前空腹食用，以免引起饱腹感，影响正餐的进食。饭前为避免饥饿，可以少量补充一点热量较低的果冻、酸奶、水果或者苏打饼干等。高热量的甜点尽量放在饭后吃。

A 自我调理不放松

零食吃多了，正餐吃得少，体内缺乏膳食纤维和维生素，就容易便秘，还容易肥胖。所以，喜欢吃零食，经常吃零食的人，每天尽量多饮水和鲜榨果蔬汁，多运动，尤其要多做腹部运动，能够锻炼腹肌，刺激肠道。也可以每天按摩腹部，以肚脐为中心，手掌在腹部做圆周按摩，先顺时针方向，再逆时针方向，促进肠道蠕动，达到润肠通便的目的。

这样搭配效果好

● 零食的搭配很重要。低脂肪、低盐、低糖的零食，如新鲜水果，可以生吃的黄瓜、西红柿等蔬菜；没有经过加工处理的花生仁、松子、开心果、核桃仁等坚果，还有富含益生菌的酸奶等，可以适当多吃。

● 像薯片、饼干、蛋糕、碳酸饮料、油炸油煎食品、糖果等，由于能量高，有的甚至还含有大量添加剂和防腐剂，这类零食尽量少吃或者不吃。

A 健康肠食大集合

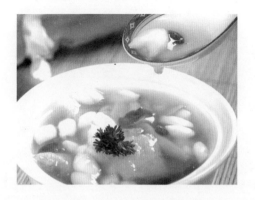

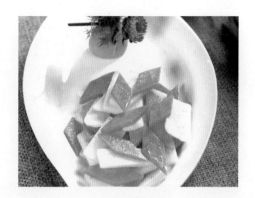

『珍珠山菌汤』

材料	A	鱼肉	100克	B	蘑菇、枸杞	适量
		鸡蛋	1个		调味品	适量
		雪梨	半个			

做法

1、鱼肉用蛋清、盐、味精、淀粉搅拌均匀。

2、将鱼肉馅挤成丸子，入锅煮至全部飘起，捞出。

3、蘑菇、枸杞、雪梨入锅煮沸。

4、薄芡淋入锅中煮沸，倒入鱼丸、盐、花椒粉、味精、香油即可。

功效

营养开胃，增强体质。

『南瓜炒山药』

材料		山药	200克	B	盐	10克
		南瓜	300克		鸡精	7克

做法

1、先将山药、南瓜分别放在沸水里焯一下，捞出沥干。

2、油锅放入葱花、姜末爆香一下，放入山药翻炒均匀。

3、炒至五成熟时，加盐、南瓜继续翻炒，将熟时加少许鸡精，翻炒均匀即可装盘。

功效

健脾开胃，补充元气。

日常生活之食疗提醒

健康饮食

常吃零食会导致营养不良，免疫力下降，还会诱发肥胖症，零食族应尝试改掉吃零食的习惯。

☐ 选择营养价值相对高，利于肠胃消化的食物。

☐ 零食只是辅助三餐的副食品，不要当成正餐食用。

☐ 同时要多补充水果，以维持身体所需养分。

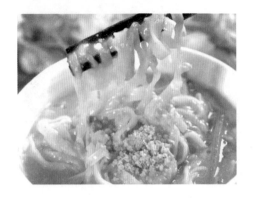

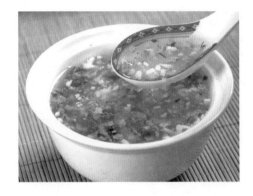

『南瓜面』

材料	A	面条	400克	B	熟花生米	适量
		南瓜	200克		调味品	适量

做法

1、南瓜蒸熟，制成南瓜泥。

2、水烧开，下面条煮至八成熟时，倒入南瓜泥、味精、香油和盐搅拌均匀，盛入碗中。

3、将花生和葱花撒在面上，搅拌均匀，即可食用。

功效

南瓜可补中益气，面食有助于养胃。

『西湖牛肉羹』

材料	A	鸡蛋	2个	B	豆腐	100克
		香菇	200克		调味品	适量
		牛肉	100克			

做法

1、鸡蛋打入碗中搅匀，淀粉勾兑成汁。

2、汤锅烧热，放入牛肉末煮1小时，放入豆腐、香菇及调料再烧半小时。

3、倒入蛋液，蛋花成形时兑入薄芡，撒上葱花，收汁后即可食用。

功效

营养丰富，健胃补肾。

日常生活之食疗提醒

牛 肉 宜 忌

在寒冬时候食用牛肉，有暖胃的作用，利于健肠益脾，但还需要注意几个方面：

☐ 食用牛肉不宜频率过高，一般每周1次较好。

☐ 牛肉含有较高的胆固醇，老人和小孩不宜多食，易导致消化不良。

☐ 有肾脏疾病的人慎食牛肉。

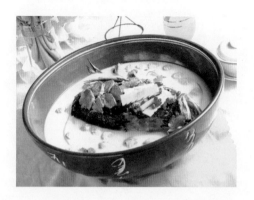

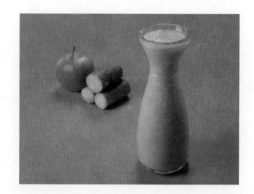

『炖鱼头』

材料
A 草鱼头 1个
黄芪 5克 B 调味品 适量
川芎 5克

做法
1、锅中放油，烧至六成热，下鱼头煎至微黄捞出待用。
2、生姜切片，黄芪、川芎洗净。
3、将煎好的鱼头和姜片、黄芪、川芎入锅炖40分钟。
4、最后加入盐、味精即可。

功效
暖胃，补气，提升机体正气。

『山药苹果优酪乳』

材料
A 山药 200克
苹果 2个 B 纯净水 适量
优酪乳 100毫升

做法
1、将山药洗净去皮切块，苹果洗净切块。
2、将山药和苹果块放入果汁机，加水榨汁。
3、取汁加入优酪乳拌匀即可。

功效
健脾养胃，滋阴补肾，促进人体消化、排泄。

日常生活之食疗提醒

适 宜 饮 食

☐ 零食族肠胃负担大，多吃养胃易消化食物，如面食、粥，少吃油腻、寒凉食物。

☐ 不宜多吃酒、咖啡、浓茶、碳酸性饮品、酸辣食品等刺激性食物。

☐ 多喝水有助平衡体内盐分，降低食量。

☐ 尽量在正餐以外少吃零食。

精食族怎么吃

少吃精米和白面，多吃粗杂粮

A 精食族生活方式的危害

从营养学的角度说，"精食"吃太多，对健康并无太大益处。长期吃"精制"食物，会导致摄入体内的营养不全面。与精米和白面相比，虽然粗杂粮的口感不是太好，但是却含有许多精米、白面中没有或者含量极少的营养素，能满足人体需要。鸡鸭鱼肉奶等普遍含有大量不饱和脂肪和蛋白质，热量高，胆固醇含量高，长期过量摄入容易引起肥胖、高脂血、高血压、动脉硬化等疾病。

A 来自医师的忠告

谷类食物含有维生素B_1，而且80%都含在米皮和米胚中。维生素B_1是水溶性维生素，在精细加工过程中容易流失。所以，长期吃精米、白米，人体会缺乏维生素B_1，容易引起脚气病和消化系统、神经系统、心血管系统方面的疾病。多吃粗杂粮，如小麦、玉米、小米、糙米等，能为人体补充维生素B_1。

A 自我调理不放松

饮食精细少渣，膳食纤维不足，肠壁得不到有效刺激，时间久了就容易引起结肠便秘和直肠便秘。所以，日常饮食过于精细的人士，更需要重视对肠道的保养和调理。每天多饮水，对直肠和结肠部位进行按摩，能促进排便。可以双手重叠，以肚脐为中心，先顺时针按揉腹部5分钟，再逆时针按揉5分钟，每天早晚各做1次。

这样搭配效果好

- 每日三餐，尽量减少细粮的摄入量，适量增添粗杂粮的摄入量。
- 高粱、谷米、荞麦、燕麦、大麦、薏仁、绿豆、红豆、芸豆、蚕豆、豌豆、黑豆，以及薯类等粗杂粮，富含多种维生素、矿物元素和微量元素。
- 粗杂粮中，铁、镁、锌、硒、钾、钙等元素的含量均比细粮高；维生素E、叶酸、生物类黄酮的含量也明显高于细粮。

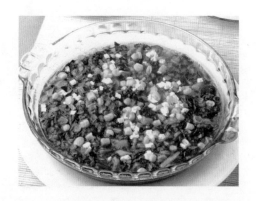

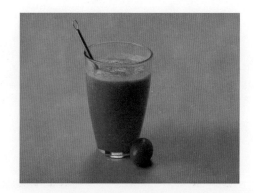

『玉米香炒空心菜』

材料	A	空心菜	300克	B	淀粉	适量
		玉米	100克		调味品	适量
		豆腐	100克		葱、姜	适量

做法

1、淀粉勾兑成汁。

2、油锅烧热，放入葱、姜爆香，加入清汤、盐、酱油、料酒、葱、姜、玉米大火烧沸，倒入豆腐、空心菜烧沸，转小火焖半个小时。

3、倒入芡汁，收汁后装盘即可。

功效

补充多种维生素，促进肠道蠕动。

『西红柿蜂蜜汁』

材料	A	西红柿	2个	B	冰块	少许
		蜂蜜	20毫升		纯净水	适量

做法

1、西红柿洗净，去蒂，切块。

2、将西红柿、冰块放入果汁机，加水榨汁后，倒入杯中。

3、调入蜂蜜拌匀即可。

功效

有润肠通道、促进消化的作用。

日常生活之食疗提醒
玉 米 宜 忌

☐ 玉米含有丰富的维生素B_6，可促进肠胃蠕动，利于防治便秘和肠炎，有肠胃疾病的人可以适当食用。

☐ 忌食发生霉变的玉米，霉变的玉米会产生致癌物质，且不宜作为主食食用，易诱发癫皮病。

☐ 玉米宜熟食，有助于提高抗氧化作用。

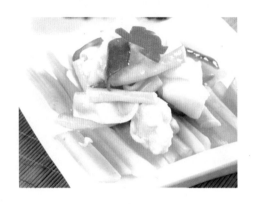

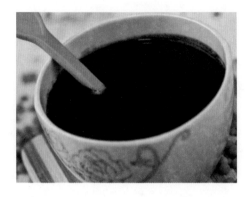

『芹菜百合』

材料	芹菜	300克		花椒	少许
A	百合	100克	B	调味品	适量
	青、红椒	1个			

做法
1、百合、芹菜分别焯一下，然后捞出沥干。
2、花椒放入油锅爆香后捞出，再放芹菜翻炒数下，加入盐、百合翻炒均匀。
3、加入鸡精，淋入香油翻炒均匀。

功效
补充膳食纤维，防治便秘。

『黑豆雪梨大米豆浆』

材料	黑豆	40克		蜂蜜	适量
A	雪梨	1个	B		
	大米	30克			

做法
1、黑豆泡10小时，沥水备用；雪梨洗净、去蒂、核，切碎；大米淘洗干净。
2、将黑豆、雪梨、大米放入豆浆机中，加入适量清水，按下功能键。
3、豆浆做成后，加入适量蜂蜜搅匀即可。

功效
润肺止燥，利便利尿。

日常生活之食疗提醒
芹菜搭配

芹菜中含有大量的食物纤维，有助于清理肠道，促进肠胃的消化功能，预防结肠癌的产生。

☐ 芹菜宜与番茄搭配，有助于和胃降压。

☐ 芹菜宜与豆腐同食，有助于开胃平肝。

☐ 芹菜宜与莲藕同食，有助于滋阴养血。

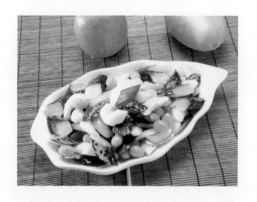
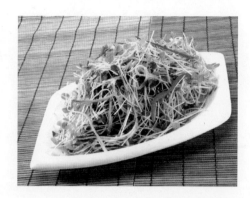

『什锦小黄瓜』

材料
A 小黄瓜   3根
   山药   100克   B 调味品   适量
   黄豆   100克

做法

1、黄豆泡发，放热水中煮熟，捞出。

2、山药去皮后放入醋水中稍稍浸泡，捞出切成滚刀状，并放沸水中焯熟。

3、将小黄瓜、黄豆、山药等放入小盆中，浇上热油，加入调料拌匀即可。

功效

清热排毒，防治便秘。

『豆芽拌豆丝』

材料
A 绿豆芽   400克
   豆皮   100克   B 调味品   适量
   菜椒   1个

做法

1、菜椒去籽去蒂并洗净切丝，豆皮洗净切丝。

2、豆芽摘去芽根，洗净，放入沸水中焯熟后过凉水，捞出挤干水分。

3、将辣椒丝、绿豆芽、豆丝放入小盆中，加入调料调匀。

功效

有助于促进肠道蠕动，防治大便燥结。

日常生活之食疗提醒
适 宜 饮 食

☐ 精食族宜多吃有助于促进肠胃蠕动的食物。

☐ 适当吃玉米、小米、高粱、燕麦、荞麦等粗粮。

☐ 多补充新鲜蔬果，尤其注意补充维生素C、膳食纤维。

☐ 多喝水，少吃辛辣刺激之物，饮食习惯不良或偏食者，可循序渐进改正不良习惯。

早餐逃兵族怎么吃

碳水化合物搭配美味蔬果

早餐逃兵族生活方式的危害

据 研究，长期不吃早餐，会对大脑造成危害。因为如果不吃早餐，人体内的血糖就不能够满足大脑的需求，一旦血糖过低，大脑的意识活动就会出现障碍，从而对大脑的重量和形态发育构成影响。其次，长期不吃早餐还会危害消化系统，因为不吃早餐，胃酸和胃内的各种消化酶就会对胃黏膜层进行消化，干扰并破坏细胞分泌黏液的正常功能，并且容易引起胃溃疡和十二指肠溃疡等消化系统疾病。

来自医师的忠告

早餐中，应摄取足量的碳水化合物、蛋白质和脂肪。最符合人体需求的比例应该为5∶1∶0.7，可以使人体在整个上午的血糖都保持稳定，满足大脑对血糖的需求。所以，早餐不仅要有米饭、面点，还应该适量搭配水果、酸奶、燕麦、果汁、肉食等。

自我调理不放松

经常按摩上脘穴、中脘穴、下脘穴、足三里穴，对胃脘痛、肠炎等胃肠疾病都有良好的辅助调理作用。还可以多做肠胃蠕动操。平躺在床上，手掌根部搓热，先把右手放在胃部正中，顺时针按摩5分钟，再把右手放在上腹部右侧，手掌从右向左推，加快中间横结肠的蠕动，最后按摩乙状结肠，帮助大肠通便。

这样搭配效果好

● 可以提前准备好牛奶，洗干净的水果，备一些可以随身携带的核桃仁、花生仁等坚果，在上班路上的间歇时间，或者在候车时间都能吃。
● 在办公室里可以准备一些即冲即食的芝麻糊、燕麦片、豆奶粉等。
● 在上班的途中，还可以购买酸奶、豆浆，或者茶叶蛋。

A 健康肠食大集合

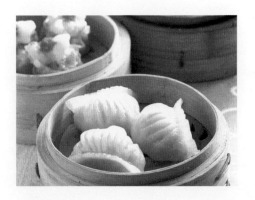

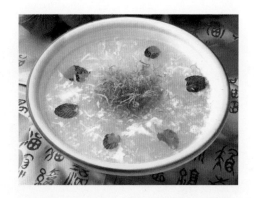

『虾仁汤包』

材料	A	猪肉	200克	B	葱、姜	适量
		虾仁	300克		调味品	适量
		猪皮冻	100克			

做法

1、将猪肉、葱、姜、虾仁、猪皮冻剁碎，与五香粉、香油、盐、酱油、料酒、味精等做成馅料。

2、将馅料包入面片中，包成包子。

3、入锅蒸15分钟。

功效

营养丰富，含有丰富的蛋白质、矿物质及维生素A、氨茶碱等。

『鸡蛋玉米粉羹』

材料	A	鸡蛋	1个	B	淀粉	100克
		玉米粉	50克			
		白糖	20克			

做法

1、鸡蛋打散，玉米粉加水搅匀。

2、将适量的水倒入锅中，烧至沸腾。

3、淀粉加水勾芡淋入锅中，再将玉米粉倒入，再次煮沸。

4、倒入打散的鸡蛋液，快速搅散，放白糖搅匀，即可关火盛出。

功效

生津止渴，健脾开胃。

日常生活之食疗提醒　饮食宜忌

虾仁汤包有丰富的营养，可开胃养血、补肾益气，但要注意以下几个方面：

☐ 食用时，不宜同食维生素C，可与虾生成三价砷，危害生命。

☐ 虾不宜与猪肉同食，会损害精子的质量。

☐ 避免与果汁同食，易诱发腹泻。

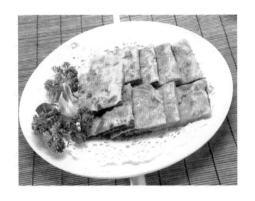

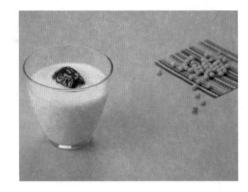

『韭菜蛋饼』

材料	A	面粉	200克	B	调味品	适量
		韭菜	100克			
		葱	1棵			

做法

1、韭菜、葱洗净，切成碎末；鸡蛋打入碗中打至起泡。

2、将韭菜末、葱末、鸡蛋倒入面糊中拌匀。

3、在平底锅中倒入适量的油，烧热后倒入适量的面糊，摊开，煎至两面金黄，即可盛出。

功效

鲜咸味美，能有效补充能量。

『黄豆豆浆』

材料	A	黄豆	80克	B	红枣	2颗
		白糖	15克			

做法

1、将黄豆提前浸泡7～15小时。

2、待黄豆泡好之后，将黄豆放入豆浆机中，加入1200毫升清水。

3、按下相关功能键，10～15分钟后加入红枣即可饮用。

功效

豆浆中富含不饱和脂肪酸、维生素，能够降低胆固醇，防止动脉硬化。

日常生活之食疗提醒

韭菜宜忌

韭菜中含有丰富的纤维素，有助于增强肠胃蠕动，但肠胃比较虚弱的人不宜食用，除此之外，还要注意搭配禁忌。

☐ 韭菜忌与牛肉同食，易引起食物中毒。

☐ 韭菜不宜与菠菜同食，易导致腹泻。

☐ 吃韭菜的时候，不宜喝白酒，易导致肝火过旺。

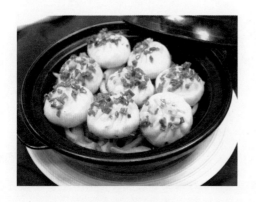 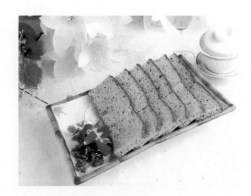

『 冬瓜肉蒸包 』

材料

A | 猪肉 300克
| 冬瓜 200克   B 调味品 适量
| 面粉 500克

做法

1、将葱、姜、猪肉、冬瓜洗净剁碎，用五香粉、香油、盐、糖、酱油、料酒、味精拌匀。

2、将适量馅料包在面皮中，捏拢，包成包子。

3、将制好的包子生坯上锅蒸15分钟即可。

功效

香而不腻，滋补利水。

『 麦麸土司 』

材料

A | 高筋面粉 400克   B | 白糖 50克
| 鸡蛋 1个 | 奶油、奶粉 适量

做法

1、将奶油和面团揉匀，盖上保鲜膜置温暖处醒1小时。

2、面团擀开，制成和土司模等宽的长方形，放入土司模中，醒10分钟。

3、烤箱调制180℃，预热20分钟，烤20分钟左右取出切片。

功效

补充热量和多种营养素。

日常生活之食疗提醒

饮 食 小 贴 士

☐ 不吃早餐对大脑、消化系统都有极大危害，易使人迟钝，导致肥胖、动脉硬化。

☐ 经常不吃早餐，易引起胃炎、胃溃疡，患慢性病。

☐ 早餐应尽可能营养丰富，可吃鸡蛋、牛奶、豆浆等。

☐ 早餐宜吃开胃养胃的流质，如粥。

老年人怎么吃

酸奶和蔬果，补充肠道有益菌

🅰 老年人肠道生态大解析

肠道中的有益菌随年龄的增长在逐年减少，肠道就会越变越老。人到中年时，有益菌的总量大约只有10%，而进入65岁以后，在没有适当的补充与养护的条件下，肠道有益菌数量不足5%。老年人的肠道中由于缺乏足够的有益菌，对食物的消化吸收功能弱，肠道中的毒素和废物不能及时排出体外，所以老年人更容易罹患肠道和心、脑、肝、肾方面的疾病。

🅰 来自医师的忠告

人到了老年后，小肠壁内层的黏膜会慢慢变薄，小肠壁平滑肌的消化腺日渐萎缩。小肠功能的衰退使得人体从食物中吸收营养素的能力减弱，导致营养不良、贫血、糖尿病、肿瘤等疾病。同时，老年人的大肠也在发生退行性变化，大肠黏膜可能不正常增生，并引发大肠息肉、肠癌等疾病。

🅰 肠道调理轻松做

老年人的肠道调理，一要重视精神起居调养，在日常生活中，要保持心情愉快，心胸开阔，多运动，在条件许可的情况下多旅游，例如经常爬山、步行，从事一些不太剧烈的有氧运动，有助于增强体质。其次，要重视饮食方面的调养，饮食尽量清淡、容易消化，少食油腻食物。可以多补充维生素和钙质，提高机体的免疫力。

这样搭配效果好

● 老年人的肠道内普遍缺乏有益菌，所以，老年人更应该多喝酸奶，多吃富含低聚果糖的食物，提高人体对乳糖、维生素、钙等营养素的吸收率，减少有害菌形成有毒代谢产物，同时减轻肝脏解毒的负担，促进肠道蠕动，润肠通便，。

● 香蕉、大麦、洋葱、洋姜等新鲜蔬菜和水果，以及酸奶中，都含有低聚果糖，非常适合老年人食用。

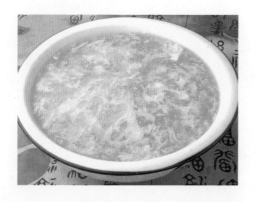

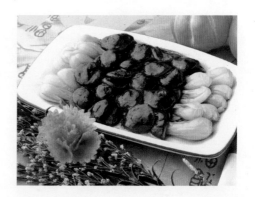

『玉米鸡蛋羹』

| 材料 | A | 玉米糁 | 100克 | B | 白糖 | 10克 |
| | | 鸡蛋 | 2个 | | 菱粉 | 适量 |

做法

1、将鸡蛋磕开，取蛋清。

2、烧开半锅水，将洗净的玉米糁倒入锅中煮至沸腾。

3、加入适量白糖，烧开后，用菱粉勾芡。

4、将蛋清均匀淋在汤内，搅拌均匀，即可盛出食用。

功效

开胃，助消化，防治便秘。

『青菜炒香菇』

| 材料 | A | 香菇 | 200克 | B | 调味品 | 适量 |
| | | 青菜 | 300克 | | | |

做法

1、将适量的油倒入锅中，将青菜倒入，放盐、酱油、五香粉翻炒至熟，撒上味精，拌匀，装入盘中。

2、油锅烧热，将香菇倒入碗中，放酱油和少量盐翻炒至熟。

3、香菇装盘即可。

功效

补充维生素、矿物质，增强免疫力。

日常生活之食疗提醒

健 康 小 贴 士

老年人在饮食安排上，要注意三低原则：

□ 低脂肪。老年人的活动范围小，消耗的脂肪也少，体内过度堆积脂肪，易诱发心血管疾病。

□ 低糖。食用过多的甜食，易引起高血压、糖尿病。

□ 低盐。食用过咸的食物，会诱发肾病。

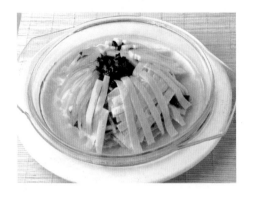

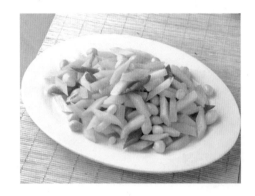

『 什锦素菜 』

材料	A	香干	100克	B	调味品	适量
		木耳	半碗			
		笋	半根			
		茄子	半个			
		鸡蛋	2个			

做法

1、油锅烧热，倒入鸡蛋，小火煎成蛋皮并切长条。

2、木耳和香干倒入锅中翻炒至熟装碗。

3、将笋条和茄条倒入锅中焯熟，和蛋皮一起摆入碗中。

4、撒上调味汁。

功效

营养开胃，补充维生素C，防治皮肤瘙痒。

『 凉拌黄豆西芹 』

材料	A	黄豆	100克	B	调味品	适量
		西芹梗	300克			
		红椒	1个			

做法

1、黄豆浸泡5小时后焯熟，捞出晾凉。

2、西芹倒入沸水中焯熟，捞出沥干。

3、将红椒、西芹、黄豆倒入盘中，放盐、味精、五香粉、醋、香油搅拌均匀。

功效

补充优质蛋白和多种维生素，防高血压、糖尿病和动脉硬化。

日常生活之食疗提醒

饮食宜忌

黄豆中含有丰富的亚油酸，有降低胆固醇的作用，可预防高血压、冠心病，是比较适合老年人食用的一种食物。

□ 黄豆是寒性食物，胃寒、腹泻者不宜多食。

□ 生黄豆有毒，应忌食，没有完全煮熟的黄豆也不宜食用，易引发食物中毒。

A 健康肠食大集合

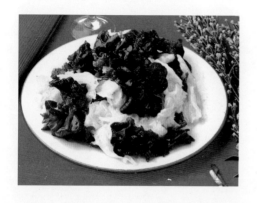

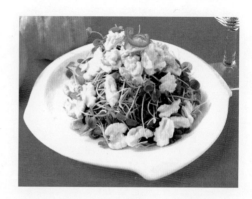

『白菜炒木耳』

材料	A	白菜	200克	B	蒜	4瓣
		木耳	200克		调味品	适量

做法

1、木耳入水泡发，去蒂切小块；白菜切块；蒜切末。

2、油锅烧热后放蒜末爆香，放白菜和木耳翻炒，烹入盐、味精、酱油、五香粉，翻炒至熟。

3、关火，放味精翻炒均匀。

功效

养血补血，提高免疫力。

『豆苗核桃仁』

材料	A	豆苗	200克	B	盐、味精	适量
		核桃仁	100克		酱油、香油	适量

做法

1、将豆苗在沸水中焯熟，冲凉沥干水分。

2、将核桃仁去皮放入蒸锅内蒸熟，掰成四瓣。

3、将核桃仁与豆苗、辣椒丝放一起，加酱油、味精、盐搅拌均匀，淋上香油即可。

功效

健脑，预防老年痴呆，并补充维生素。

日常生活之食疗提醒
饮食原则

☐ 品质好。要多吃鱼、禽、蛋、奶、豆等富含优质蛋白的食物。

☐ 饭菜要熟烂。多吃烂一些、软一些的食物，且粗细要搭配。

☐ 多喝粥。有利于老年人对营养物质的消化和吸收。

☐ 要清淡。多吃蔬菜，少食大鱼大肉，减轻肾脏负担。

幼儿怎么吃

饮食结构合理，营养均衡

A 幼儿肠道生态大解析

幼儿的乙状结肠和直肠相对较长，粪便中的水分容易被肠道过度吸收，容易发生便秘。并且肠壁肌层比较薄，黏膜血管丰富，屏障作用差，容易感染肠道疾病，出现腹泻、中毒等症状。孩子出生之前，消化道中是没有细菌的。孩子出生并哺乳后，肠道中才会出现细菌，小肠远端结肠中的细菌最多。母乳喂养的孩子，肠道中的乳酸杆菌多。人工喂养的孩子，肠道内的大肠杆菌多。

A 来自医师的忠告

幼儿的肠系膜比较长，活动度也比较大，很容易出现肠套叠、肠扭转症状。再加上小儿的直肠也比较长，黏膜、黏膜下层、肌层发育都还不是很好，直肠固定不牢，因此很容易出现脱肛。婴儿的阑尾壁比较薄，所以一旦阑尾发炎就很容易穿孔。家长在护理婴幼儿时，一定要小心预防这些可能出现的症状。

A 肠道调理轻松做

养护孩子的肠道，重在做好卫生管理，帮助孩子从小养成爱清洁、讲卫生的好习惯，教育孩子每次饭前便后要洗手，勤剪指甲，不吃不新鲜的或不干净的食物。夏季高温，微生物容易繁殖，细菌和病毒容易侵袭人体，更要让孩子养成勤洗澡，勤换衣服的好习惯。要教孩子远离宠物，尽量减少病毒细菌对人体的侵袭。

这样搭配效果好

● 应从小培养孩子良好的生活习惯和饮食习惯，尽量不让孩子吃生冷食物，尽量少吃零食，纠正孩子挑食偏食的不良习惯。

● 可以让孩子多吃南瓜、玉米面糊、燕麦粥、小米粥等粗杂粮，多吃番茄、瓜果、绿色蔬菜，水果按季节进行选择，如苹果、梨、柑橘、西瓜、桃、猕猴桃等。

● 每餐饭定时定量，避免让孩子过饥或者过饱。

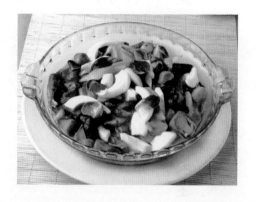
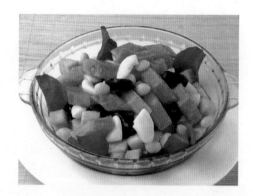

『炒香菇』

材料	熟鸡蛋	1个		黄椒	1个
	香菇	200克	B	调味品	适量
				蒜	2瓣

（左侧标注：材料 A，B）

做法

1、熟鸡蛋取蛋清切条。

2、油锅烧热，放黄椒、蒜爆香，放入香菇，烹入适量水、盐、酱油、五香粉搅拌均匀，炒至熟。

3、撒上鸡精，拌匀装盘，摆上蛋清。

功效

补充B族维生素、铁、钾、维生素D原，增强免疫力。

『什锦沙拉』

材料	豆芽	100克		糖	10克
	豆腐	200克	B	调味品	适量

（左侧标注：材料 A，B）

做法

1、豆芽洗净，放入开水焯熟，凉凉平铺盘中。

2、豆腐切成小丁，放在豆芽上。

3、将豆豉酱、沙拉酱、盐、糖调制成味汁。

4、将味汁均匀地淋在豆腐豆芽上，倒入番茄酱即可。

功效

补充维生素C，开胃健脾。

日常生活之食疗提醒

健 康 小 贴 士

幼儿的机体抗病能力比较薄弱，在饮食上应注意以下几个方面：

☐ 不宜过多补给富含有机酸的食物，如菠菜、梨。

☐ 不宜过量食用高脂肪食物，比如说鸡蛋、猪肝。

☐ 不宜食用过多含有糖精、色素的零食，如果冻、甜饮料。

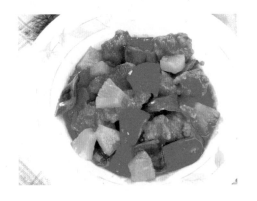

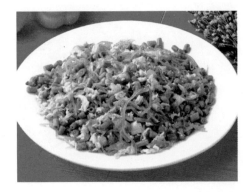

『红烧排骨』

材料	A	排骨	500克	B	料酒、辣椒	适量
		菠萝	1个		盐、鸡精	少许
		白糖	少许		酱油	少许
					葱、姜	适量

做法

1、排骨剁块后焯一下。

2、白糖放入油锅中炒化。

3、倒入排骨炒匀，然后放辣椒、姜、葱翻炒至有香味。

4、加入菠萝块和酱油、料酒，加清水小火熬至汤汁变浓。

功效

营养美味，儿童常食可强壮身体。

『豆角粉丝炒蛋』

材料	A	豆角	200克	B	调料	适量
		粉丝	少许			
		鸡蛋	2个			

做法

1、鸡蛋调匀后，将其炒至将要凝固时，倒入粉丝快速翻炒，盛出待用。

2、再将豆角煸炒至断生，放粉丝鸡蛋同炒，烹入盐和胡椒粉，翻匀。

3、撒上味精，翻匀即可盛出。

功效

可补充多种营养素，有助于增强儿童体质。

日常生活之食疗提醒

粉丝小常识

☐ 粉丝中含有丰富的碳水化合物、膳食纤维、蛋白质等营养物质，适量的食用可增进食欲，补充营养。

☐ 不可过食，因为粉丝中含有明矾，过量食用，会影响幼儿的记忆功能。

☐ 食用过粉丝之后，不宜再食用油炸食品，易导致人体摄入过量的铝。

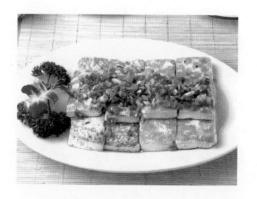

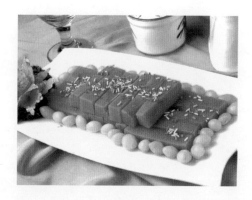

『 香煎豆腐 』

材料	A	豆腐	500克	B	菜椒	1个
		小葱	1棵		调味品	适量

做法

1、豆腐切块，菜椒、小葱均切末。

2、将适量的油倒入锅中，烧热后放入豆腐，撒上少许盐，煎至豆腐两面金黄。

3、将豆腐盛出，摆入盘中，撒上青红椒、葱末，即可上桌。

功效

补充优质蛋白，提高记忆力和精神集中力。

『 黄豆蒸南瓜 』

材料	A	南瓜	500克	B	白糖	30克
		黄豆	100克			

做法

1、南瓜去皮去瓤并洗净切条，黄豆泡发备用。

2、南瓜放入盘中，均匀地撒上白糖，摆上黄豆。

3、将装南瓜的盘子放入蒸笼中蒸半个小时，盖紧锅盖焖5分钟，即可出锅食用。

功效

健脾开胃，润肺益气，驱虫解毒。

日常生活之食疗提醒

豆 腐 宜 忌

☐ 豆腐中含有铁、钙等人体所必需的微量元素，有很高的营养价值，常食可补中益气，健脾开胃，是老人和幼儿补充营养的食疗佳品。

☐ 豆腐不宜消化，消化不良的幼儿不宜多食。

☐ 幼儿正处在发育期，一次使用豆腐不宜过量，不利于肾脏的发育。

A 健康肠食大集合

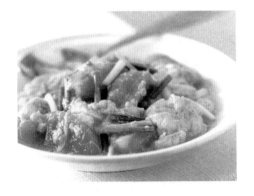 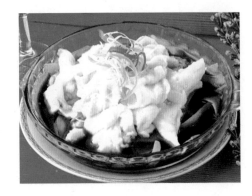

『番茄炒蛋』

材料	A	鸡蛋	3个	B	小葱	1根
		番茄	1个		调味品	适量

做法

1、鸡蛋打开放入碗中，打匀，放入少许的盐。

2、锅内放入适量的油，等油热的时候，倒入鸡蛋液炒至半熟。

3、加入番茄丁及2大匙水炒至水分收干，即可装盘。

功效

补充维生素、优质蛋白、矿物质等多种营养素。

『莴笋调鱼片』

材料	A	鱼肉	300克	B	调味品	适量
		莴笋	200克			
		鸡蛋	2个			

做法

1、碗中放蛋清、淀粉，兑少许水将鱼片放入拌匀。

2、将鱼片放入锅中，煮至断生捞出，凉凉。莴笋切片后用水焯熟。

3、将莴笋片、鱼片装盘，加醋、花椒油、盐、白糖、姜丝拌匀即可。

功效

健脾益胃，补充优质蛋白、矿物质，增强体质。

日常生活之食疗提醒

幼 儿 饮 食

□ 饮食要全面，营养要丰富，饮食杂而精，不宜吃太多零食，少吃垃圾食品、膨化食品。

□ 多吃新鲜蔬果，补充维生素，每天适当吃有助于脑部发育的食物，如核桃等。

□ 多吃有助于补钙、补锌的食物，如豆制品、奶制品。

让肠道洁净的运动计划

第5章

改善饮食结构能让自己的肠道变得更加干净，可是如何让自己的肠道保持柔软且充满活力的状态呢？其实，只要适当增加运动量，就可以提高腹肌的力量，让肠道健康又有活力。本章介绍了可以增进肠道运动的体操以及按摩的方法。这只需家中的一个小空间以及简单的技巧，就可以学会洁净肠道的健康运动。

提高腹肌力量的办公室体操

长期在办公室久坐的人，总是容易便秘，即使饮食调理得很好，但是总会觉得肠道不舒服，试试简单又方便的办公室肠道体操吧，帮你轻松摆脱烦恼！

A 办公室里就能运动肠道

长年久坐办公室的人，可以在工作闲暇之余，一边休息一边做一些简易小运动。例如：端正坐在椅子上，背靠着椅背，如果座椅有扶手，双手紧扶两侧扶手，然后两脚轮流像蹬自行车一样做蹬车动作，在做这个动作的时候，尽量放松腿部肌肉，一脚弯曲努力朝上抬，越高越好，另一脚努力朝着斜下方伸，越远越好，但脚尖尽量不要触碰地位。每天坚持做10次左右，能有效锻炼腹肌，刺激腹部血液循环，促进肠道蠕动，有效预防便秘，同时还能驱赶疲劳，振奋神经。

A 提高腹肌力量运动

1

· 提拉大腿 ·

背部稍微前倾，单腿连动大腿向身体一侧提拉。腹部用力，保持该状态5～10秒。两腿交替进行10次。在工作间隙可以反复进行。

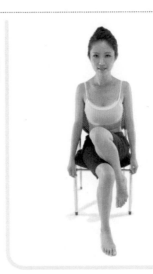

2

· 伸展背部 ·

将上半身向椅子靠背的方向倾倒，用力伸直背部，进行腹肌的伸展运动。

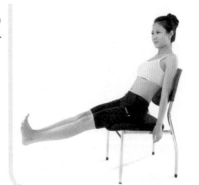

A 伸展腹肌运动

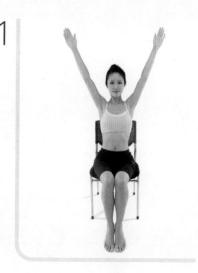

· 整体放松 ·

　　双手向上伸直，做一个伸懒腰的动作，让全身充满精神。

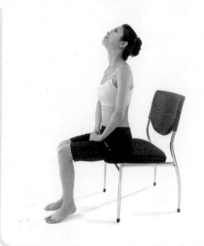

· 颈部放松 ·

　　头部前后活动，重复数次，充分活动颈部，让颈部得到放松。

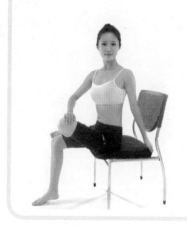

· 腹部运动 ·

　　将左脚抬起，架在右脚上，左手抓住左脚膝盖，身体转向相反方向，右侧重复同样动作，之后左右交替重复数次。

让肠道更有力的
闲暇体操

在家看电视或是休息的时候，可以随时做一些简单的小体操来运动一下，既可以提神醒脑，还可以锻炼肠道。

🅰 随时随地进行肠道运动

如果感觉到肠道不舒服，总是遭受便秘或者腹泻困扰，很大一部分原因是肌肉力量下降造成的，因此，锻炼肌肉是非常有效的方法。

但是如果仅是集中在某个时间段对肠道进行加强式的锻炼，却往往适得其反。而且一旦不怎么运动的人，如果突然开始强烈的运动和锻炼，是很难坚持下去的。与其如此，不如在平常的生活中加入一些简单的锻炼腹肌的体操。在改善饮食的同时进行以下的体操运动，可以慢慢改善排便无力的情况。

🅰 提高腹肌力量运动

· 举高双腿 ·

用整个肩来支撑体重，与此同时，双腿向正上方伸直。将手放在腰部，以保持腰部的笔直。

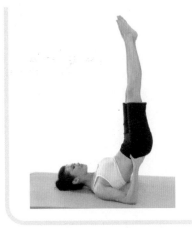

· 交替转动双腿 ·

以骑自行车的方式交替转动双腿，动作要慢，30次左右。

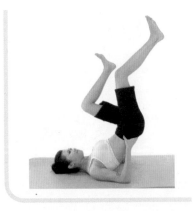

⚠ 维持腹肌力量训练

1

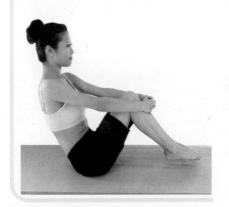

· 背部后倾 ·

让背部向地板方向倾倒，腹肌用力，保持该状态至略感辛苦（10～20秒），最好反复进行20次。

2

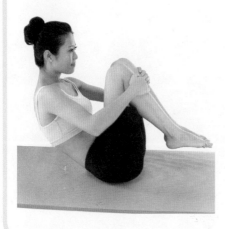

· 左右滚转 ·

使用腹肌力量，在曲背的状态下左右滚转，锻炼腹肌力量。

3

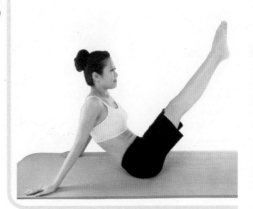

· 呈"V"型平衡 ·

如果腹肌力量较强，可以入图示保持"V"形平衡的状态，有助于维持肌肉力量。

躺着就能进行的睡前体操

睡前进行锻炼可以促进睡眠，不仅如此，对于肠道也能起到有效的刺激作用。因此，适当的睡前体操，有助于肠道的改善。

🅐 增进睡眠的肠道运动

适量的肠道体操后，大脑会分泌出一种抑制兴奋的物质，促进人的深度睡眠，迅速缓解疲劳。但临睡前如果运动过量，会令大脑兴奋，不利于提高睡眠质量。一般来讲睡前运动20～30分钟为宜。

在进行肠道体操时，需要注意之前1～2小时最好不要进食，这样体操时才不会让胃肠道受伤。肠道体操才能够刺激肠道运动，从而达到效果。肠道运动后30～40分钟后睡觉，人将很容易进入深度睡眠状态，从而提高睡眠质量。

🅐 躺着运动肠道

· 屈膝抬腰 ·

躺卧在床或地板上，屈膝，用肩和腿的背面支撑体重，将腰抬起。动作要缓慢，反复进行5次左右。

1

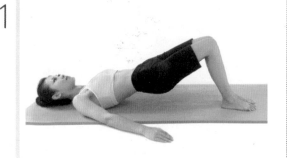

2

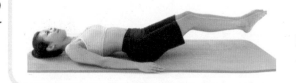

· 抬腿强化 ·

仰卧、腿伸直，双腿伸直，高度距床或地板15～30cm，保持10分钟左右。反复5次左右。

3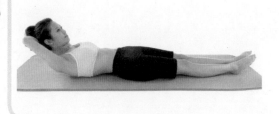

· 头部强化 ·

　　仍取仰卧姿，注意
要腹部用力，将头抬起，
保持此状态10秒左右。反
复进行5次。

🄰 刺激肠道的前屈体操

· 扭转上身 ·

　　取坐姿，右腿伸直，如图弯曲
扭转上身，手尽量往膝盖上够，感
到"有点辛苦"即可。保留10秒以
上。左右交替，最好反复进行20次
左右。

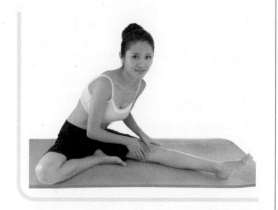

🄰 放松全身的伸展体操

· 伸直腹肌 ·

　　在做完运动后，可以趴在床
上，支起上半身，伸直腹肌，这
样不会给肌肉留下疲惫感。

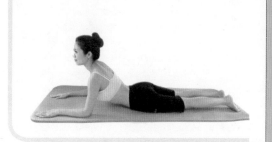

行之有效的穴位按摩

穴位疗法是中医最重要的诊疗方法之一，通过对身体特定穴位施加压力，有助于人体内经血的运行，从而达到良好的治疗效果。

🅐 刺激穴位疏通经络

经络学说是中国传统医学的瑰宝。中医理论认为经络是连接五脏六腑和四肢百骸的网线和桥梁，也是我们通过体表来医治内脏的"长臂触手"。经络是气血运行的通道，只有经络通畅，周身气血才能川流不息地运行，确保脏腑相通、阴阳互补。因此，只要保证经络的通畅就能达到养生保健的作用。而实现这个目标最简便的方法就是沿着十二经脉的运行走向，刺激主要穴位，打通经脉，使气血运行通畅。

而穴位是人体脏腑经络气血输注出入体表的特殊部位。人体中分布有670个穴位，它们都是气血运行时所必经的孔穴，如果要疏通经络，就首先要保证穴位处没有阻塞。先疏通大的重点穴位，在保健养生时更能获得事半功倍的效果。

🅐 轻松找到穴位

◆ 手指度量法

中医里有"同身寸"一说，就是用自己的手指作为穴位的尺度。人有高矮胖瘦，骨节自有长短不同，虽然两人同时各测得1寸长度，但实际距离却是不同的。

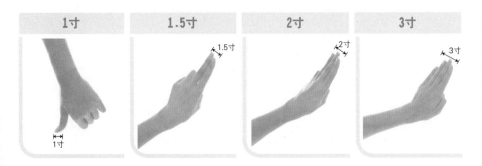

| 1寸 | 1.5寸 | 2寸 | 3寸 |

◆ 标志参照法

固定标志：如眉毛、脚踝、指或趾甲、乳头、肚脐等，都是常见的判别穴位的标志。如印堂穴位于双眉正中央；膻中穴位于左右乳头与前正中线的交点。

动作标志：必须采取相应的动作姿势才能出现的标志，如张口取耳屏前凹陷处即为听宫穴。

☆ 刺激穴位的多种按摩法

刺激穴位的方法有很多，在家也可以轻松实施的就是"按摩法"了。"按"是指按压，"摩"是指摩擦。

1

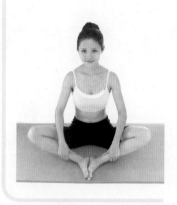

· 按压 ·

拇指放于穴位之上，利用自身体重施加3~5千克的压力。再按压时，一边用力按压3~5秒，一边缓慢吐气；抬手时亦吸气3~5秒。

2

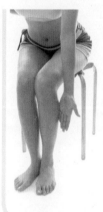

· 拍打 ·

使用拳头、指背、小指侧面等部位，有节奏的拍打穴位。

3

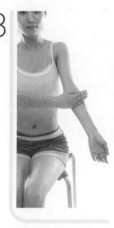

· 摩擦 ·

利用掌心或指尖内侧抚摸、摩擦。基本方法是沿着经络进行摩擦。

4

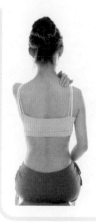

· 搓揉 ·

利用掌心和手指，边画圆边轻轻搓揉。

5

· 揉捏 ·

用手夹住按揉的部位，用指尖揉捏。

腹泻的穴位按摩

脾胃弱的人容易引起腹泻，所以强健肠胃是最重要的。中医将腹泻分为"泄泻"和"痢疾"，泄泻指拉稀拉得多，痢疾指1次排便量少，但是次数多且拉得不痛快。

🅐 分清腹泻原因找对按摩点

腹泻的原因大体上可以从三个方面来考虑：受寒、水分代谢不畅、油腻食物食用过多导致胃热。吃多了油腻的东西易导致胃湿热，此时，可以通过除胃湿、清胃热来进行治疗。而摄入过多凉的或生的东西导致肠胃受凉时，可以通过暖肠胃来进行治疗。

除此之外，有时候精神压力也有可能导致腹泻，比如因为神经过敏而容易变得焦躁、紧张，"肠易激综合征"便是其中的代表。通过消除精神压力、调整肠胃机能，能够改善这些症状，可以避免过敏性肠道综合征的困扰。

🅐 精确取穴——按摩止泻

◆ 除胃肠湿热

· 脾俞穴 ·

肩胛骨下边缘连线的正中往下数第4根脊骨的两侧，进行指压。

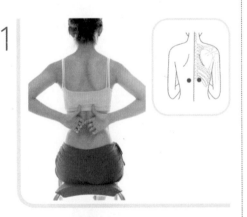

· 胃俞穴 ·

肩胛骨下边缘连线的正中往下数第5根脊骨的两侧，进行指压。

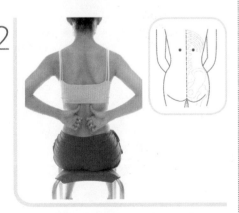

◆ 缓解精神压力

· 阴陵泉穴 ·

由内踝骨开始沿胫骨的内侧向上，直至膝盖下方突出部位（髁骨）的下方，进行指压。

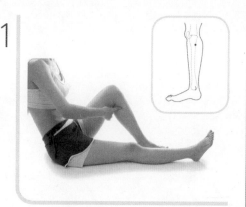

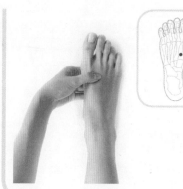

· 太冲穴 ·

足背，第1、2跖骨结合前的凹陷处，进行指压。

◆ **暖肠胃——魔芋温补疗法**

因受寒或者水分代谢失调引起的腹泻，应通过暖肠胃的方法进行治疗。魔芋温补疗法就是一种很有效的温暖下腹部的方法。

首先准备2块魔芋，加入1小撮盐放入锅中煮。等魔芋变热之后，取出其中1块，用干毛巾包起来放到下腹部使其温暖。待魔芋变凉之后，换另外1块，凉了的那块再加热。如此往复几次，直到下腹部感到温热。

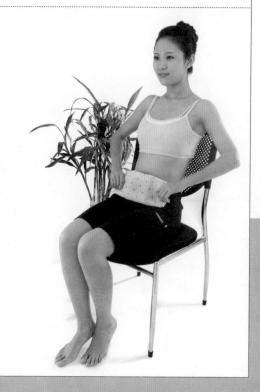

便秘的穴位按摩

中医认为便秘时大便秘结不通，排便时间延长或者是想要大便而艰涩不畅的一种病症。便秘在中医里，还称为"大便燥结""肠结"等。

🅰 认准穴位减轻便秘烦恼

　　中医一般把便秘分为虚实两类，实症一般大便比较坚硬不易排出且呈球状，此类便秘一般采用清肠热、润肠黏膜的方法进行治疗。虚证又分两种类型，一种是泻药无效的虚证，一种是有残便感的虚证类型。

　　无论是何种类型的便秘，都可以对大横穴、神门穴、百会穴三个穴位实施灸术。大横穴调整下腹部内脏运作，神门穴缓解紧张感，百会穴调整自律神经。

🅰 精确取穴——按摩促排便

1

• 大横穴 •

　　肚脐两侧5指宽处，在腹中部，距脐中4寸，该穴主治便秘与腹痛，一般用刺灸法进行治疗。

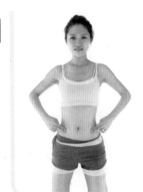
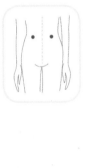

2

• 神门穴 •

　　手心小指一侧的腕横纹的末端，肌腱内侧，微凹陷处。

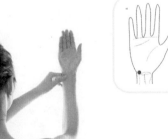

· 百会穴 ·

位于头顶正中心，定位此穴道时采用正坐的姿势，通过两耳角直上连线中点，来简易取此穴。可以用手掌按摩此穴，每次按顺时针方向和逆时针方向各按摩50圈，每日2～3次。

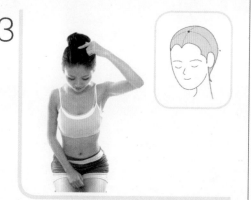

◆ 临便前按摩有效穴

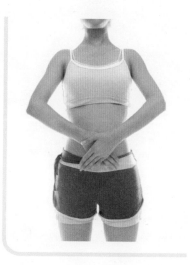

· 神阙穴 ·

两手重叠在神阙穴（肚脐周围），按顺逆时针各按摩15次，然后轻拍肚子15次。

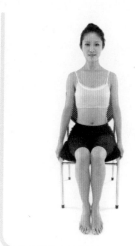

· 提肛运动 ·

坐在马桶上，静神，深呼吸，做提肛运动15次，可以起到很好的排便效果。

痔疮的**穴位按摩**

痔疮主要是由于体内调节机能失常，解剖生理上的缺陷，加上各式各样的外在诱因如习惯、气候、饮食、消化道疾病情况等，产生的一系列病理变化。

ⒶⒶ 按摩穴位减轻痔疮痛苦

痔疮好发于20~50岁的人身上，经常表现为便血、肛门肿物脱出和突起或者肛门不适，有灼热或疼痛感。中医治疗痔疮乃强调辨证论治的原则，就是根据患者的体质及症状选择合适的中药处方。中医对痔疮的治疗可分外用法（如：洗剂）及内治法。不论内服或外用，皆由具活血化淤、清热燥、具止血等作用的中药组成。

对于缓解痔疮的疼痛，对百会、孔最、承山三穴实施针灸十分有效。一般需要针灸20~30次，并且一定要按照百会、孔最、承山的顺序来实施。

Ⓐ 精确取穴——按摩治痔疮

1

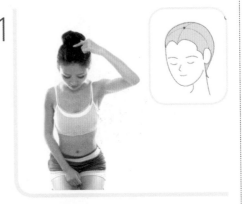

· 百会穴 ·

位于头顶正中心，采用正坐姿取穴。此穴位对于治疗出血和脱肛也十分有疗效。

2

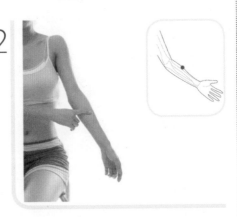

· 孔最穴 ·

位于手臂内侧，肘部横纹向手腕方向4指宽处。此穴位具有清热止血，润肺理气的作用。

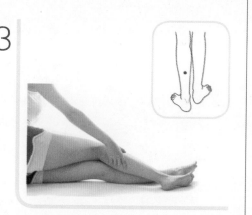

· 承山穴 ·

在小腿后面正中，当伸直小腿或足跟上提时腓肠肌肌腹下出现三角形凹陷，即肌肉分界的地方。

◆ 痔疮特效养生方

1

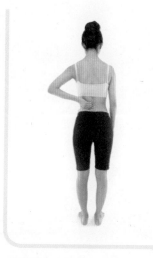

· 睡前按摩 ·

可以在睡觉之前用手自我按摩尾骶部，有疏通直肠肛门淤血的作用，每次沿尾骶骨至尾骨尖长强穴，上下来回用手掌摩揉30～50次，使局部感到发热为宜。

· 无花果湿敷 ·

将晒干的20克无花果叶加入6杯水，熬至水量剩1/3。用这些汁液将纱布浸湿，热敷肛门；或者倒入盆中进行坐浴。还可以将新鲜的无花果叶或者晒干的无花果叶放入布袋中，泡在浴缸中泡澡。

2

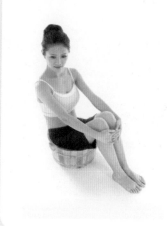

食欲不振的穴位按摩

正常的食欲是健康的重要标志，一般来说，中医认为胃肠受寒、胃下垂以及胃内寄存多余水分这三种原因容易导致胃肠功能障碍及食欲不振。

胃肠功能障碍的简易按摩

导致胃肠功能障碍的原因一般分为胃肠受寒、胃下垂以及胃内寄存多余水分三种。但有时感冒、精神压力、肾脏疾病等也可能会引发食欲不振，这时就需要优先治疗这些引起食欲不振的疾病。

因胃肠功能障碍导致食欲不振时可以对足三里、中脘、脾俞、胃俞四穴实施指压或者艾灸进行治疗。对足三里实行艾灸时，一定要持续到脚腕能感受到刺激为止。而艾灸因肠胃受寒而导致的食欲不振时，要持续到艾灸的部位皮肤感到温暖为止。

精确取穴——按摩恢复食欲

1

· 足三里穴 ·

膝盖下部、胫骨上突起部位向外2指宽处。用指腹以画圆方式按压，带酸胀感为宜，每次15下，每天按2～3次。

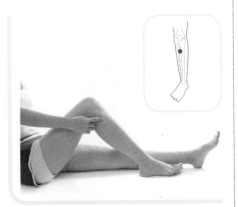

2

· 中脘穴 ·

肚脐与胸口连线的正中间，取穴时，可采用仰卧的姿势。用指端或掌根在穴上揉，揉2～5分钟。

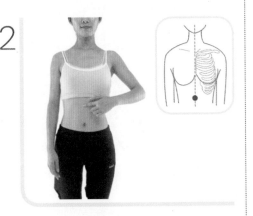

· **脾俞穴** ·

肩胛骨下边缘连线的正中往下数第4根脊骨的两侧。此穴有健脾和胃，利湿升清的作用。

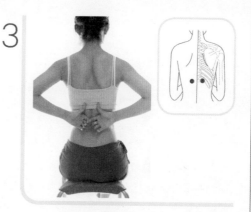

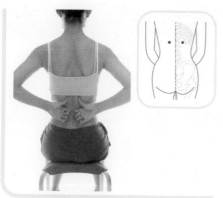

· **胃俞穴** ·

肩胛骨下边缘连线的正中往下数第5跟脊骨的两侧，进行指压。

◆ **增强食欲的按揉法**

· **腹部按揉** ·

一手掌心与另一手手背重叠，将掌心紧贴上腹部，适当用力做顺时针方向的环形摩动0.5～1分钟，以上腹部有温热感为佳。

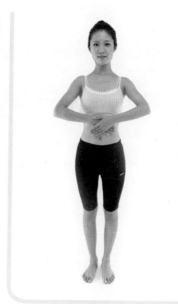

在日常生活中进行
简易按摩（一）

作为比较简单的促进排便的方法，按摩也是十分有效的。进行穴位按摩对有的人来说可能不是很好掌握，那么简单的按摩再加上合适的力度，也能达到一定的作用。

🔺 日常按摩消除肠道问题

肠道内堆积废物过多，是引起小肚子、便秘的重要原因之一。想要减肚子治便秘，首要任务就是清理肠道。如果进行有效的肠道按摩，不需要痛苦的节食，就能达到轻松减肥减肚的效果，还能够塑造纤腰、改善便秘、让肌肤更年轻。

我们已经知道，肠内乳酸菌减少、肠内环境恶化，会导致便秘。粪便在肠内的时间过长，粪便中的老废物质与毒素就会被肠子吸收，造成肥胖、肌肤粗糙、精神不佳、肩膀僵硬以及口臭。而简易的肠道按摩的原理就在于透过按摩提升肠道活性，让肠道健康，达到健康美容减肥的效果。

🔺 按摩手形

◆ **正确手形**　　　　　　　　　　　　　　　　　◆ **错误手形**

1
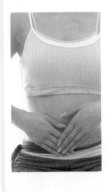

2
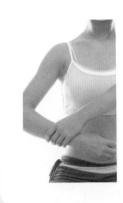

3
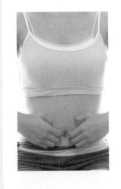

· 手指按压 ·

四指并拢，通过手指内侧用力来进行按压。双手叠放，下面的手通过上面的手施加压力来进行按摩。

· 握拳按压 ·

较有利的一只手握拳，另外一只手捏在腕上，控制按压力度和方向，注意尽量用指背而不用骨节。

· 指尖按压 ·

手指内扣，用指尖按摩。这样做不利于按压力度的平衡，有可能会损伤肠道。

A 按摩准备

1

· 仰卧姿势 ·

深呼吸之后保持仰卧姿势，屈起膝盖。

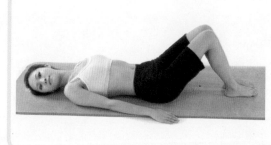

2

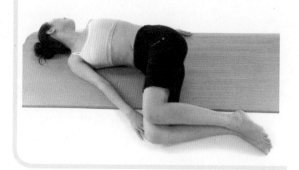

· 摇摆身体 ·

深吸一口气，然后慢慢吐气，转动腰部，双膝向左倒下。

· 矫正骨盘 ·

3

一边吸气，一边慢慢的将膝盖回到中央位置。然后进行右侧动作，与左侧相同。左右重复四次，让身体有柔软的感觉。这样肠道按摩的准备动作就完成了。

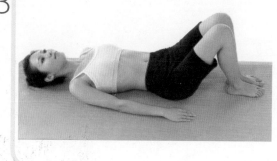

在日常生活中进行
简易按摩（二）

肠道包括大肠和小肠，由于各部分功能不同，按摩的方法也有所差别。小肠是吸收营养的地方，如果小肠功能减弱，食物会停留在小肠内，形成过多的热量。

🅰 舒缓你的小肠

小肠是人体消化道的重要组成部分，食物在经过胃的消化以后，由小肠吸收食物的营养。小肠的消化主要依靠胰腺分泌的消化酶，这种消化酶可以补充胰腺的消化不足，完成肠内消化。如果小肠的功能减弱，食物就会长时间地停留在小肠内，导致人体吸收过多的热量。

对小肠进行按摩，可以促进小肠对营养成分的吸收，还能防止未消化的食物在体内积留，形成宿便。小肠位于皮下脂肪、肌肉等的下面，要找准其位置可能需要花费一些时间。并且小肠比较脆弱，无论是寻找其位置还是按摩时都要轻柔，如果按摩中发现有硬的地方，可以稍微加大力度。

🅰 找准小肠按摩点

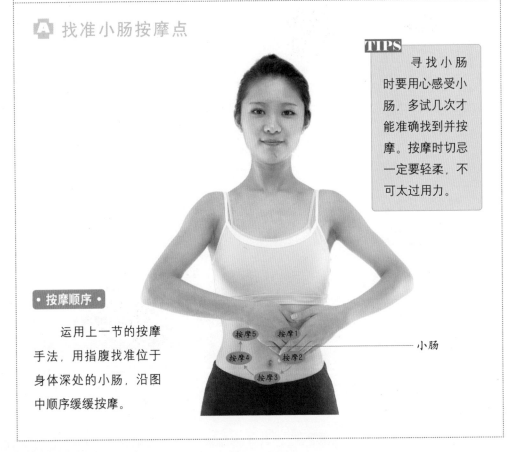

TIPS

寻找小肠时要用心感受小肠，多试几次才能准确找到并按摩。按摩时切忌一定要轻柔，不可太过用力。

· 按摩顺序 ·

运用上一节的按摩手法，用指腹找准位于身体深处的小肠，沿图中顺序缓缓按摩。

按摩5　按摩1　小肠
按摩4　按摩2
按摩3

A 按摩小肠防止食物积留

1

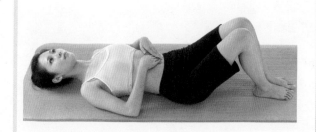

· 仰卧放松 ·

　　取仰卧姿，全身放松，寻找小肠位置，屈膝。

2

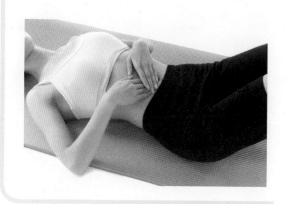

· 轻柔按摩 ·

　　按压肚脐周围五个按摩点，从"按摩1"处开始按顺序按摩。遇到硬块与感到疼痛的部位加强按摩。

3

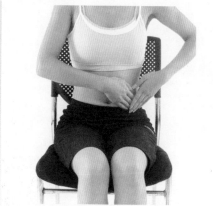

· 坐姿按摩 ·

　　熟练以后，还可以采用坐姿的方式来按摩。身体稍微前倾，放松腹部。注意保持坐骨坐在椅子上。

在日常生活中进行
简易按摩（三）

大肠是营养被身体吸收后，将食物残渣变成大便的地方。饮食或者生活习惯不好有可能会导致粪便堆积。通过按摩可以使大肠机能变好，不让大便和气体堆积。

Ⓐ 增强大肠活力

大肠包括盲肠、结肠和直肠，小肠吸收完营养后所剩下的食物残渣，最终在大肠内形成粪便，排出体外。同时大肠还有一定的分泌功能，如杯状细胞分泌黏液中的黏液蛋白，能保护黏膜和润滑粪便，使粪便易于下行，保护肠壁防止机械损伤，免遭细菌侵蚀。

按摩大肠，可以促进肠道蠕动，使排便变得顺畅。还可以排出积存在大肠内的气体，让大肠变得更干净。肠道中如果有粪便或者气体积存就会变得僵硬。

Ⓐ 找准大肠按摩点

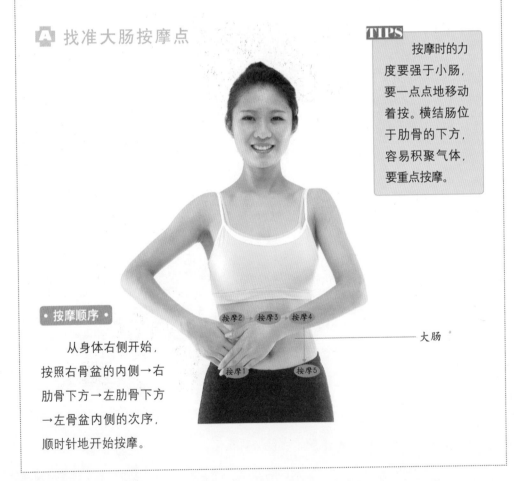

TIPS

按摩时的力度要强于小肠，要一点点地移动着按。横结肠位于肋骨的下方，容易积聚气体，要重点按摩。

按摩2 · 按摩3 · 按摩4

大肠

· 按摩顺序 ·

从身体右侧开始，按照右骨盆的内侧→右肋骨下方→左肋骨下方→左骨盆内侧的次序，顺时针地开始按摩。

按摩1   按摩5

Ⓐ 按摩大肠疏通拥堵

1

· 侧卧放松 ·

身体左侧向下横卧，全身放松，屈膝。

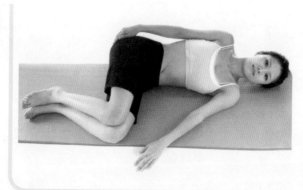

2

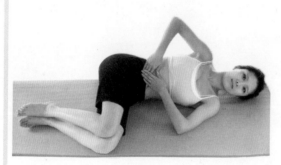

· 按揉升结肠 ·

升结肠位于按摩点1～2之间，使用图中按揉手形进行按摩。

· 按摩横结肠 ·

3

横结肠位于按摩点2～4之间，可以使用1中的按摩手形进行按摩。如果感到十分硬，也可以使用图中手形进行按摩，按摩时要注意避开胃部。

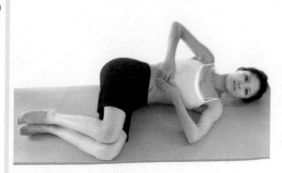

在日常生活中进行 简易按摩（四）

由于不及时排便或是饮食等原因，会造成大便在乙状结肠内积存、变硬，使排便变得更加困难。因此，按摩乙状结肠可以有效促进排便。

🅰 畅快排便的有效方法

堵塞型肠道人群的主要特点是经常不吃早餐，喝水少，容易生气、着急、上火，有时左下腹部感觉僵硬、大便硬结、经常便秘。通过对小肠、大肠、乙状结肠进行按摩，能帮助他们疏通堵塞的肠道。

为了让按摩能够更有效，应当注意多喝水多吃蔬果。乙状结肠是大便排出体外所经由的最后一段，因此，大便非常容易在此堵塞。虽然很好找到，但是按摩时要循序渐进，不可过于急躁。接续小肠和大肠之后，最后按摩乙状结肠部位。肠道堵塞的人，这个部位摸起来有僵硬的感觉。按摩能促使肠道蠕动，帮助排出大便。

🅰 找准乙状结肠按摩点

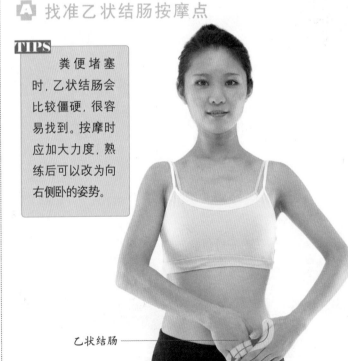

TIPS
粪便堵塞时，乙状结肠会比较僵硬，很容易找到。按摩时应加大力度，熟练后可以改为向右侧卧的姿势。

乙状结肠

· 按摩顺序 ·

按摩乙状结肠时注意变换按压的角度，找出手指可以更深入按压的位置。顺着图中箭头所示方向进行按压。

⚠ 按摩乙状结肠排便通畅

1

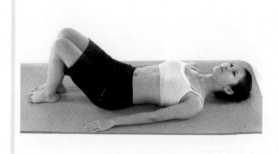

· 仰卧放松 ·

　　取仰卧的姿势，全身放松，腹部不要用力，屈膝。

2

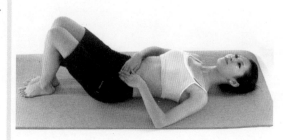

· 按摩乙状结肠 ·

　　找准位于左盆骨内的乙状结肠，手指慢慢向下深深按摩乙状结肠。

3

· 叠架双腿，加深刺激 ·

　　将双腿叠架到右侧大腿上，以增强按压力度。若有便意应及时去卫生间。

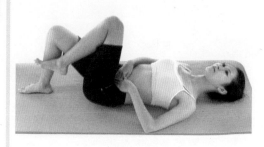

1

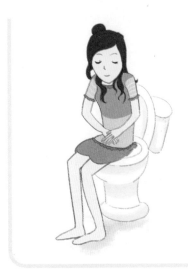

· 排便前按摩通肠道 ·

　　坐在马桶座上，寻找到腹部左下的乙状结肠处最硬的地方用力按压。按摩之后，刺激肠道内大便的蠕动，使大便更容易排出。

2

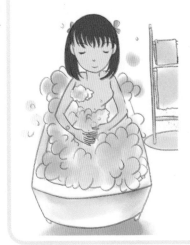

· 沐浴时按摩超放松 ·

　　在泡热水澡的时候，如果加入适度的肠道按摩，会让身心得到更彻底的放松。在抹上沐浴露的时候，还可以依次按摩小肠——大肠（包含乙状结肠），让肠子也得到放松！

3

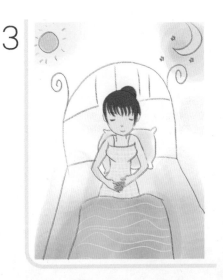

· 早晚床上按摩促排毒 ·

　　在床上能够放松地保持仰卧姿势，十分适合按摩肠道。早上仔细按摩大肠的话，排便会变得顺畅；夜间重点按摩小肠的话，能够提高排毒效果。

优质肠道的轻松生活

第6章

　　正确的饮食搭配，再加上良好的生活习惯，才是塑造健康肠道的有效手段。无论哪一种方法，健康长寿绝非一日之功。过分完美的生活方式，很多人往往难以坚持，结果半途而废；如果能够尽己所能，循序渐进，最终才能实现健康的生活方式。

有效解压技术
愉悦身心

当一个人面对较大的压力时，肠部的状态是非常不稳定的。反过来，肠道的状况不稳定，也会使情绪和心境受到影响，变得脆弱。

🅰 生活压力引发肠道疾病

生活压力时时困扰着当代社会的人们，近年来，被严重的抑郁情绪困扰，去看精神科的人呈现出越来越多的趋势。然而人们经常会觉得，这些病痛带来的烦恼在吃药的时候比较有用，过后往往又卷土重来。

肠道的健康其实与生活压力带来的心的状态息息相关。生活压力大，往往会让人便秘或者是腹泻，甚至还有更糟糕的情况。由于便秘和腹泻并不是什么急性病，因此常常被人们所忽视。长此以往，肠道往往不堪重负，从而导致了更多更严重的全身疾病。

🅰 压力容易引起肠道早衰

你是否总是感到肠胃不适，经常有腹胀、习惯性便秘，或者腹泻等症状，其实这都是肠道早衰的表现。据调查，肠道早衰与不良生活习惯，尤其是高强度的压力有密切关系，例如大量应酬、喝酒、出差、经常加班，在这类人中，大多数人都有内分泌失调、失眠、肠道功能紊乱、排便不规律、便秘的症状，使得肠道内的微生态环境失去平衡，并造成肠道老化。肠道一旦老化，肠道中的毒素就会增多，并容易引起心脏、大脑、肝肾方面的疾病。要解决肠道老化的问题，不仅需要合理调理膳食，养成良好的生活规律，更需要保持愉悦的心情，有效释放压力和不良情绪。

🅰 重新审视自己的生活方式

对于压力过大的人群来说，解决压力是塑造洁净肠道的一个重要方面。受性格的影响，不同人对于压力的感受是不尽相同的。性格不能轻易改变，但是可以通过改变生活方式来调整自己的抗压能力。

积聚的疲劳以及不规律的生活都会造成人体自律神经的紊乱，那么怎样才可以培养自己的抗压能力呢？试试下一页的腹式呼吸法，当人处于紧张状态时，腹部呼吸是最好的放松方式。腹式呼吸法能有效提高细胞对氧气的使用率，改善紧张、乏力的感受。

A 让人身心放松的腹式呼吸法

· 仰卧放松 ·

初练时可以取仰卧姿，全身放松。双腿自然伸直、并拢，两脚后跟相碰，双足尖自然向两旁分开，双臂自然伸展，安放于身体两侧，双手掌轻轻贴住大腿或平放在床上。

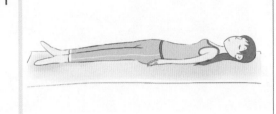

1

2

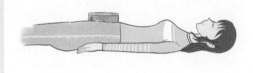

· 循序渐进吸气 ·

吸用鼻腔后端吸气，感受气息直接进入腹部，3～5秒。吸气时胸腔不动，腹腔缓缓向外膨出。可以在腹部放一本书，感受气体的进入。

3

· 缓慢呼气 ·

胸腔不动，用口缓慢呼出气体，最好在6～10秒，腹部缓缓收缩。

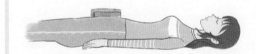

TIPS

练习时要循序渐进，不要操之过急。如果觉得有任何消极后果产生，应停止练习，并咨询专业人员。熟练以后，还可以采用坐姿或站姿。

放松心灵
愉悦身心

让生活节奏放慢，不仅能放松心灵，改善抑郁、焦虑等不良情绪，对疾病还有辅助治疗的作用。不仅如此，放松的心灵还能让人生充满自信，让人感到充实。

宣泄和移情帮助缓解压力、放松心情

据研究，人在悲伤或者愤怒的时候，压抑自己对身体是有害的；如果肆意发泄出来，又有可能伤及旁人。在这种情况下，不妨暂时回避，并努力让自己冷静下来，并理智地分析，寻找到一个更适合的解决办法。例如踢球、散步、游泳、听音乐、读书，都是缓和情绪、放松心情的好办法，这就是移情的作用。当然，有时适当地宣泄一下自己的不良情绪，例如大声哭出来，或者找人倾诉，生气的时候找个布娃娃打几下等等，都能帮助心情恢复平静。

心理暗示让自己放轻松

放松疗法中，最重要的技巧是自我心理暗示，通过暗示，让全身的每一个部位的肌肉、骨骼、神经，有条不紊地放松。放松之后，感觉自己陷入了一种迷糊的、半睡半醒状态。然后，通过自我暗示，想象一切快乐、美好的事物，逐渐令自己变得安宁而愉悦。这样的练习，每天可以在空闲时候重复多次，可以在上、下班的途中，利用候车时间做，可以在吃过晚餐后做，可以在每晚临睡前做，只要坚持就能看见效果。另外，多听轻柔舒缓的音乐，开怀大笑，也有助于身心的放松。

张弛有道的规律生活

白天，在人体活动期间起作用的是交感神经。在身体活动的时间带里，要充分活动起来，这对促进交感神经的活动是十分有必要的。如果总是白天就躺在床上无所事事，一整天就容易无精打采。心灵的疲惫有时候可以通过活动身体来得到消除。而当晚上休息的时候，副交感神经则会起到主导作用。这个时候，如果熬夜则会打乱身体的活动节奏。

有的人一整天都不运动却仍然觉得很累，就是因为该运动的时候没有得到运动，而该休息的时候却又不能休息。试着把自己的运动时间调整到平时的日常生活中，并且选择良好的环境，不仅身体得到放松，心灵也一样得到舒缓。

▲ 让紊乱的肠道变通畅的音乐疗法

音乐疗法可根据患者所患疾病的不同，而采取不同的音乐，使人体机能得以不同的变化。可治疗情绪不安、精神抑郁症、神经衰弱、失眠、胃肠功能紊乱等。

· 休息时放松 ·

放音乐时，最好选择和创造一个优雅宁静的环境，闭目养神，静坐片刻后，使身心沉浸于乐曲的意境之中。

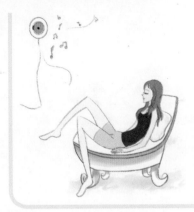

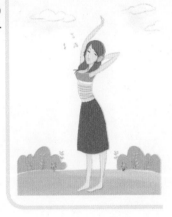

· 运动时放松 ·

选择容易让自己感到轻松的曲子，一般可以选择比较欢快的。配合运动一起，能取得更好的疗效。如果是生气时，最好不要听摇滚乐。

▲ 压力得到释放的开怀大笑

开怀大笑是减轻紧张情绪的有效方法。大笑能使心脏收缩加强、心率加快、心血输出量增加，从而使得紧绷的情绪得到舒缓。

· 大笑更轻松 ·

开怀大笑适合特别长期坐在电脑面前紧张工作的人们。如果感觉到最近的生活比较压抑，去看一部搞笑电影，与朋友一起说笑，都能让人的心情舒缓。由于大笑会使心脏收缩、心跳加快，因此有心脏疾病且不适合有较大情绪波动的患者则不适用。

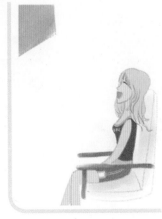

享受生活的**宁静**

紧张忙碌的生活、抑郁易怒的情绪，令我们的身体容易罹患各种疾病。那么该如何拥有宁静，如何在烦扰之中享受宁静生活呢？

▲ 好身体得益于宁静生活

充分享受安宁的生活，能使身心的意识和潜意识充分获得放松，使大脑细胞充分松弛，并使紧张的大脑能得到彻底的休息；充分享受安宁的生活，能使我们的心胸变得开阔，让我们的心性逐渐光明。安宁的生活还能使我们的内心平静，气血畅通，能提高我们身体的免疫力，增强我们对疾病的抵抗力，能够有效改善我们的细胞能量，帮助我们有效祛除多种疾病，如心脑血管疾病、神经性疾病、睡眠障碍、忧郁症等等，让我们的身体自然而然地散发着一种健康状态。

▲ 让心境得到宁和的享受

你是否总是感觉到生活一团糟？辛苦地工作挣钱，抚育并培养孩子，工作、家务、复杂的人际关系……经常会让人觉得疲惫不堪，觉得根本就抽不出时间来享受生活。其实，生活的宁静有的时候往往决定于人良好地心态。烹饪一道自己喜爱的菜肴，添置一件新衣，与朋友一起逛街等等，其实都能让人放松下来。善于利用时间静心休息，及时享受生活的乐趣，获得身心的安宁，才能体味生活中的美好和欢乐。

▲ 改变意识放松身心的冥想

冥想是一种改变意识的形式，通过获得深度的宁静状态而增强自我知识，并获得良好的状态。在冥想期间，人的注意力会集中在自己的呼吸上，会有意识地使外界对自己产生的刺激减到最小，并产生一种特定的心理表象，或者在冥想的状态中，什么也不会想，不会思考。医学证明，人在冥想状态中时，大脑会分泌出一种内啡呔，这种物质类似吗啡，不但能够保持大脑细胞的年轻活力，使大脑机能得到改善，还能让人产生愉快的心情，能增强人体的免疫功能，有效延缓衰老，并提高防治疾病的能力。

⚑ 用芳香精油让全身大放松

·香薰疗法·按摩·

借助精油按摩可以激活肠道神经，帮助体内堆积物的蠕动。选择适合自己的精油（如便秘可以选择柠檬草油或葡萄籽油）来按摩，取3滴精油用15滴基础油对开，按摩小腹、背部和腰部。

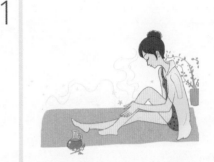

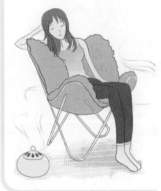

·香薰疗法·香薰炉·

利用香薰炉营造一个自己喜欢的芳香四溢的环境，能让紧绷的身体或是情绪快速放松下来。将香薰炉的顶部凹槽处加入水，之后滴入3-5滴自己喜爱的精油，然后通电（或燃上蜡烛）即可享受了。

⚑ 用瑜伽消除紧张忧虑

瑜伽可以改善我们的生理、心理和精神状况，让身体每天都精力充沛、充满活力。对于胃肠状况不断的人来说，是一个非常不错的选择。瑜伽练习时，要注意深度与强度，最好到有专业人员指导。

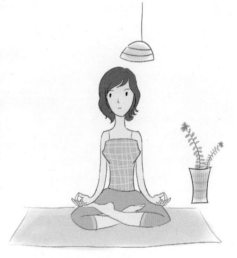

让持续性活动融入生活

户外体育运动往往需要花费更多的时间和精力，有的运动还需要专门的场所，并不能够随时进行。因此，把运动融入生活和工作中，也能有效帮助你达到健身的目的。

A 开发家里的运动资源

在日常生活中，许多运动的机会和条件往往被人们忽略了。住高层的家庭未必天天爬楼梯，但是可以利用这个条件在周末或节日里，大人和孩子一起"拒绝电梯"，当有了一定的基础时，还可以来个爬楼梯比赛，这是个绝好的运动项目。有的居住小区没有能运动的条件，可以选择在自家阳台上进行锻炼。多增加走路的量，可以选择走自己喜欢的小径，逛一条自己喜欢的街。

A 办公室里就能运动肠道

长年久坐办公室一族的人，可以在工作闲暇之余，一边休息一边做一些简易小运动。例如：端正坐在椅子上，背靠着椅背，如果座椅有扶手，双手紧扶两侧扶手，然后两脚轮流像蹬自行车一样做蹬车动作，在做这个动作的时候，尽量放松腿部肌肉，一脚弯曲努力朝上抬，越高越好，另一脚努力朝着斜下方伸，越远越好，但脚尖尽量不要触碰地面。每天坚持做10次左右，能有效锻炼腹肌，刺激腹部血液循环，促进肠道蠕动，有效预防便秘，同时还能驱赶疲劳，振奋神经。

A 让运动成为家庭生活的一部分

运动与吃饭、睡觉一样，是人的健康生活必不可少的组成部分。自己有运动的习惯也有利于培养孩子的运动习惯，让全家人都有一副健康的肠道。一个人运动往往难以坚持，如果把这些小运动分散到生活中，并且与家人一起坚持，往往还会成为家庭生活中幸福的来源。工作繁忙之余不妨陪着家人一起进行徒步旅行，或是大家一起动手做一顿晚餐，既得到了锻炼，也让生活变得妙趣横生。

Ⓐ 增加步行的机会让身体动起来

· 提前下车 ·

乘坐公交车上班时，可以提前一站下车，然后再步行到下一站。适当的走一段路以后，你会发现，工作起来更加神清气爽。

1

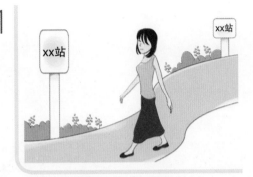

2

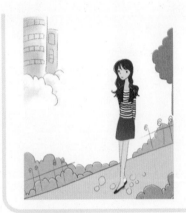

· 午休散步 ·

午休时对于很多人来说就是抓紧玩电脑的好时机，试试去公司附近稍作散步吧，不仅帮助消化还可以放松神经。

3

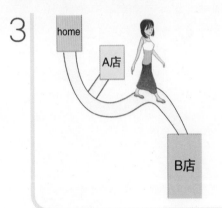

· 步行购物 ·

吃过晚饭后，选择到稍远一点的超市去购物，增加行走的距离，让晚餐得到更好的消化。

4

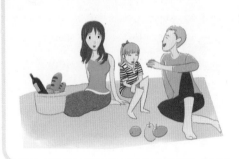

· 野餐聚会 ·

让家庭聚会多一些步行项目，比如去郊外野餐，比去饭店聚餐更健康有用，还可以增进家人的感情。

适合肠道的运动

适量的运动能够令人心神舒畅、头脑清醒、内心平静，并且在锻炼之后感到精力充沛、精神焕发。

⚙ 让肠道功能增强的全身性运动

慢跑被人们誉为"有氧代谢运动之王"，它是一项全身性的运动，能够使人的全身各个部位组织都得到很好的锻炼，有效增强人体的心肺功能。同时，慢跑对肠道也是很有好处的。慢跑能够有效刺激人体的副交感神经，增强肠道消化系统的功能。只要每天坚持30分钟的慢跑，就能有效促进肠道蠕动，帮助肠道尽快排出粪便和毒素，有效防治便秘和痔疮。

游泳和跳绳也是属于全身性运动，和慢跑一样，能够增强人体神经系统的功能，改善体内的血液循环，促进人体对营养物质的消化和吸收，既增强体质，又提高了对疾病的抵抗力，并对多种疾病都有辅助调理作用，并使人心情愉快，精神饱满。

⚙ 有氧运动让癌症难以近身

不管是慢跑，还是游泳、跳绳，或者是打羽毛球、乒乓球，这些都属于有氧运动。在有氧运动的过程中，人能够吸入比平常多几倍甚至几十倍的氧气。当人体吸入大量的氧气后，能够有效预防各种癌症，并对各种疾病都有一定的调理作用。

由于有氧运动能够促进人体内物质的新陈代谢，增强人体消化系统的功能，促进人的食欲，所以能够有效降低罹患各种肠癌的风险。与此同时，有氧运动还能够有效改善人的情绪，打除人的忧郁和烦恼，减少癌症的诱发因素。

⚙ 尝试反序运动好健身

所谓的反序运动是指和人们日常生活中的习惯动作完全相反的运动。例如，倒着行走、倒立、爬行、向后立定跳远、向后立定跳高等等，这些动作基本上都与正常的运动方向相反。据研究，反序运动能够使人体达到一种独特的锻炼效果，尤其能够有效锻炼神经系统，调理全身的血液循环，调节血压，刺激肠道，促使肠胃蠕动，增强消化能力和人体的排毒、排便能力，有效防治多种肠道疾病。

A 带动肠道活力的运动

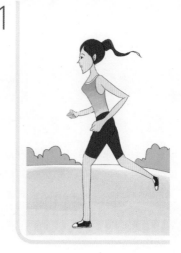

• 户外运动 •

跑步、球类运动等需要在户外进行的运动，可以调节人压抑的心情，还能锻炼身体。

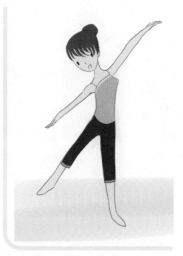

• 健身房运动 •

肚皮舞、健身操等是健身房运动的首选，既能运动肠道，还能增加肺的活力。

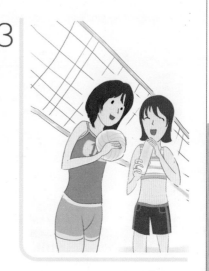

• 团体运动 •

多参加集体运动项目，这样不仅可以拓宽自己的交际圈子，还有可能在交际中获得与平时生活中不一样的成功体验。

良好睡眠养肠道

好的睡眠能够帮助人体有效恢复疲劳，储存身体的能量，保持精力和体力的充沛与旺盛，同时保持愉快的心境，维持人体的身心健康。

A 严重危害健康的睡眠不足

长期睡眠不足，会致使精神委顿、头晕脑涨、经常性的头痛、肾衰耳鸣，同时感觉到身心疲惫、注意力不能集中、经常性地感到紧张烦躁，并且容易发怒、抑郁焦虑、情绪极不稳定，甚至神经衰弱。另外，长期睡眠不足，还可能引发心脏病、高血压、高血脂、脑瘫、脑萎缩、脑动脉硬化、老年性痴呆等疾病。总之，如果睡眠质量不好，夜里总是失眠、睡不好觉，不仅对工作、学习都有影响，还会降低身体的免疫力和对疾病的抵抗力，加速人体的衰老。

A 肠道也需要好睡眠

在人体内有一种参与了肠道自动修复损伤的蛋白质的浓度变化规律，与昼夜有着密切的关系。如果人在夜里还要熬夜加班、参加晚宴、通宵达旦地玩游戏等，都会对这种蛋白质浓度变化和对肠道的修复功效产生干扰。当人在良好的睡眠状态中时，这种蛋白质在对损伤肠道的修复中发挥着重要作用。科学家们在研究中发现，从19点开始，到23点左右，这种蛋白质在人体中的水平就会逐渐升高，最后在5点左右，达到最高峰值，并在此时发挥出最大的作用。因此，如果夜里睡眠不足，得不到很好的休息，再加上饥饿，早餐的吃饭时间提前，那么这种蛋白质就会受到抑制，更有可能罹患肠道炎症和肠道溃疡。

A 让规律的生活成为良好睡眠的保障

良好的生活习惯和有规律的生活，有助于改善睡眠障碍，提高睡眠质量。如果生活不规律，干扰了身体正常的作息时间，疲劳的机体就得不到有效的恢复，自然就容易罹患各种疾病。因此，良好的生活习惯对睡眠有很重要的影响。

要想拥有一个好的睡眠质量，在临睡之前不宜吃东西，否则会扰乱睡眠，干扰胃肠的休息，不利于胃肠道的健康。还有，在临睡前，避免喝一些有醒脑提神功效的饮食，如茶、可乐、咖啡等等。

A 创造更舒适的睡眠空间

· 色调与照明 ·

卧室空间需要给人一种安稳平实的感觉，因此，房间切不可使用太冷或太暖的颜色。卧室的灯光要温馨、柔和有变化，用于主照明的灯光不要太过苍白，最好能有灯罩。

1

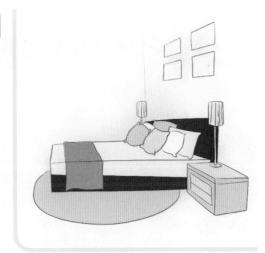

2

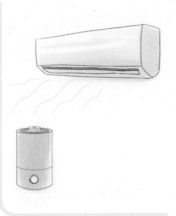

· 温度与湿度 ·

夏季如果空调开得太低就睡觉的话，第二天早上起床往往会觉得肠道不适。其实，空调开到27℃比较适合。冬天室内干燥，晚上睡觉时，可以使用加湿器或放上1盆水以调节湿度。

· 床上用品 ·

床垫尽量选择软硬适中的垫子，枕头的选择要注意高度与自身的契合，而被褥床单等物品也尽量选择透气的棉制品为佳。

3

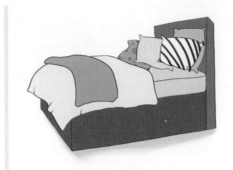

就寝前的
全身放松

睡眠不好，可以通过多种方法进行调理，例如热水泡脚、足浴、洗热水澡、穴位按摩，甚至还可以借助精油的安神作用达到治疗失眠的目的。

▲ 睡前调整让肠道正常休息

在舒适睡眠环境的基础上，最重要的还是睡前情绪的舒缓，太过紧张或者兴奋都会让人的中枢神经处于兴奋状态，以致有人又不得不开始熬夜。长此以往，容易造成恶性循环。因此，临睡前1小时就需要调整自己的情绪，不要过于激动。当然适当的小运动也可以辅助睡眠，但是切记不可过量，不然容易更加兴奋。

▲ 足浴让人睡得更加安稳

人的双脚运行气血，联络五脏六腑，贯穿整个人体上下，而且有60多个穴位、丰富的神经末梢和毛细血管。足浴能有效降低缓解疲劳，刺激神经和毛细血管，达到改善睡眠、治疗失眠的目的。

热水泡脚时，还可以按摩太冲穴和神门穴。太冲穴在大脚趾和二脚趾的指缝后大约三横指宽的位置，用手指腹按压，按压2分钟左右，能疏肝解郁、清热泻火，对睡眠浅、容易醒有显著的改善作用。神门穴在手上小指延伸至手腕关节，横纹上的凹陷处，用另一只手的指腹按压，每次按2分钟左右，有宁心安神、去邪定志的作用，能有效预防心烦失眠的症状。

▲ 泡澡益处多又好

泡澡能够促进人体生理机能的改变。首先能够温热身体，让血管、神经末梢得到扩张，促进新陈代谢，起到镇定安神的作用。其次，水压对人体产生压力，能够增强心肺功能的活力，对血管有一个压迫力，促进全身的血液循环。再次，水对人体产生的浮力，让人觉得体重减轻，让人全身关节处的负担也得到减轻，可以得到放松。

虽然泡澡的益处很多，单要注意适可而止，水温以及泡澡的时间都应注意，尤其是老年人，最好有专人护理。

Ⓐ 正确足浴与泡澡帮助好睡眠

1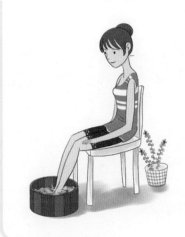

2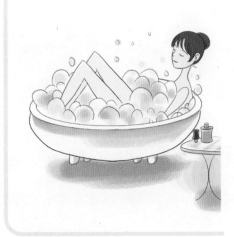

· 偏烫水温足浴好 ·

临睡前，用大约45℃的热水进行足浴，足浴时间为15～20分钟。

· 舒适水温短泡澡 ·

泡澡时的水温不宜过高，最好保持在38～40℃。时间也不宜过长，10～20分钟就足以让身体放松和温暖了。

Ⓐ 将按摩融入沐浴

· 正确按摩法 ·

脚部的穴位较多，除了可以按摩太冲穴可以增强睡眠外，还可以对整个足部进行按摩，会让人觉得身心舒畅。泡澡时，可以顺着肠道以"の"字形的方式轻轻按摩肠道，让肠道更轻松。

此外，还可以加入精油、酒或者盐来获得更舒适的放松方法。

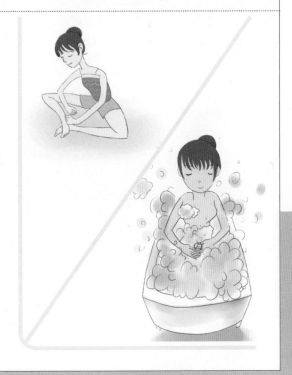

积极生活方式的开启

人体的肠道健康是反映人身体健康的重要指示器官，要维护肠道的健康也需要维持身体的整体健康，正确的饮食再加上积极健康的生活方式才是健康生活的保障。

整体健康最重要

现在，人们对于自身健康的状况要求已经越来越高。在我们的生活中，随处可见各种健康生活方法的宣传，然而这些方法一定是快速有效的吗？富含某种纤维的食物吃了以后就能对某种疾病高枕无忧了吗？大多数人的经验是，之后又慢慢回复到以前的糟糕状态了。可见，长期的饮食坚持，以及生活方式的改善是多么重要。积极的生活与饮食相搭配并且坚持，会让自己的肠道更加柔软和放松，生活繁重的压力也能渐渐消除。

健康的身体从慢食开始

人体各个部位都是紧密联系的，治疗疾病的根本在于回复身体的整体健康。要增强身体的薄弱环节，改善虚弱的状态，就必须从根本上改善身体的总体状况。

在饮食上，如果能坚持以谷物、蔬菜以及水果为主，少肉多鱼的饮食，放弃快餐、油炸食品，相信坚持一段时间，就可以看到比较有效的改善。吃饭时，尽量试着细嚼慢咽吧。细嚼慢咽不仅能够刺激唾液分泌，防治消化不良，还能有效缓解人的紧张情绪，让心情变得更为愉悦，更为轻松。

构建更良好的生存空间

快节奏的生活方式让我们的生存空间越来越凌乱拥挤，生存最根本的需要却被我们忽视了。为了节约时间，平时外出就餐、口渴了就喝瓶装果汁，旅游就是拍照合影，休息就是上网聊天……

其实外出就餐的饮食质量往往难以保证，瓶装果汁喝太多只会对人体产生副作用，如神经过敏、便秘，人工色素容易沉积在消化道的黏膜上，干扰胃肠道中多种酶的功能，引发肠道疾病。试着在家炖一锅自己喜欢的汤，或者鲜榨蔬果，无添加的健康饮食比起各种快餐，别有一番滋味。工作闲暇试着进行一些家庭活动，如带家人一起到公园游乐，一起做一些创作，都会让你的生活有意想不到的新收获。

A 实现整体健康的轻松生活

1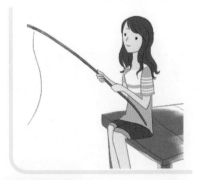

· 放松运动 ·

适当参加一些诸如跳舞、钓鱼这些陶冶心灵的慢运动，放松又休闲。

2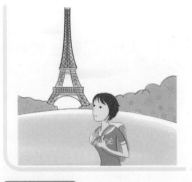

· 徒步旅行 ·

自己动手策划1次旅行，在享受大自然的同时，让身心也得到洗涤。

3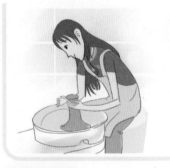

· 手工制作 ·

动手制作一件喜爱的手工艺品，不仅能体会到成功时的成就感，还能与家人或朋友一起相互鼓励与分享。

4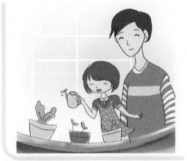

· 阳台种植 ·

增加自己接触绿色植物的机会，在家自己栽培蔬菜，收获的时候也会倍感喜悦。

· 街头漫步 ·

选择一段自己最喜欢的路，可以每周1次边走边欣赏路边的风景，让自己的心情有个转换。

5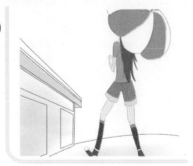